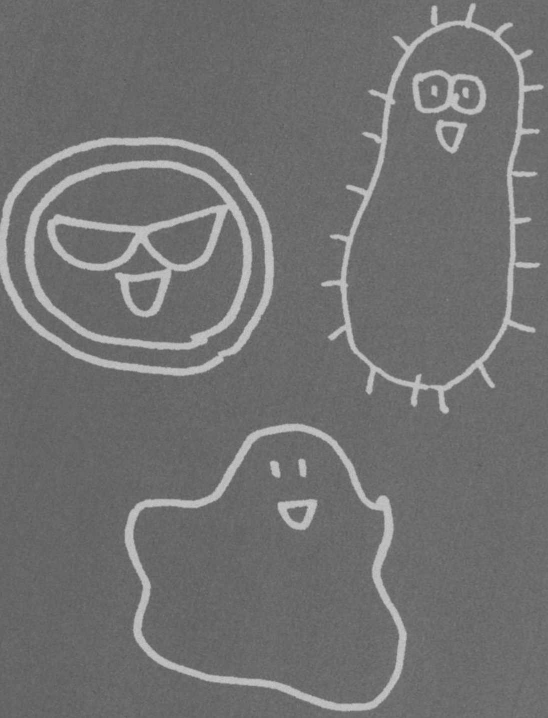

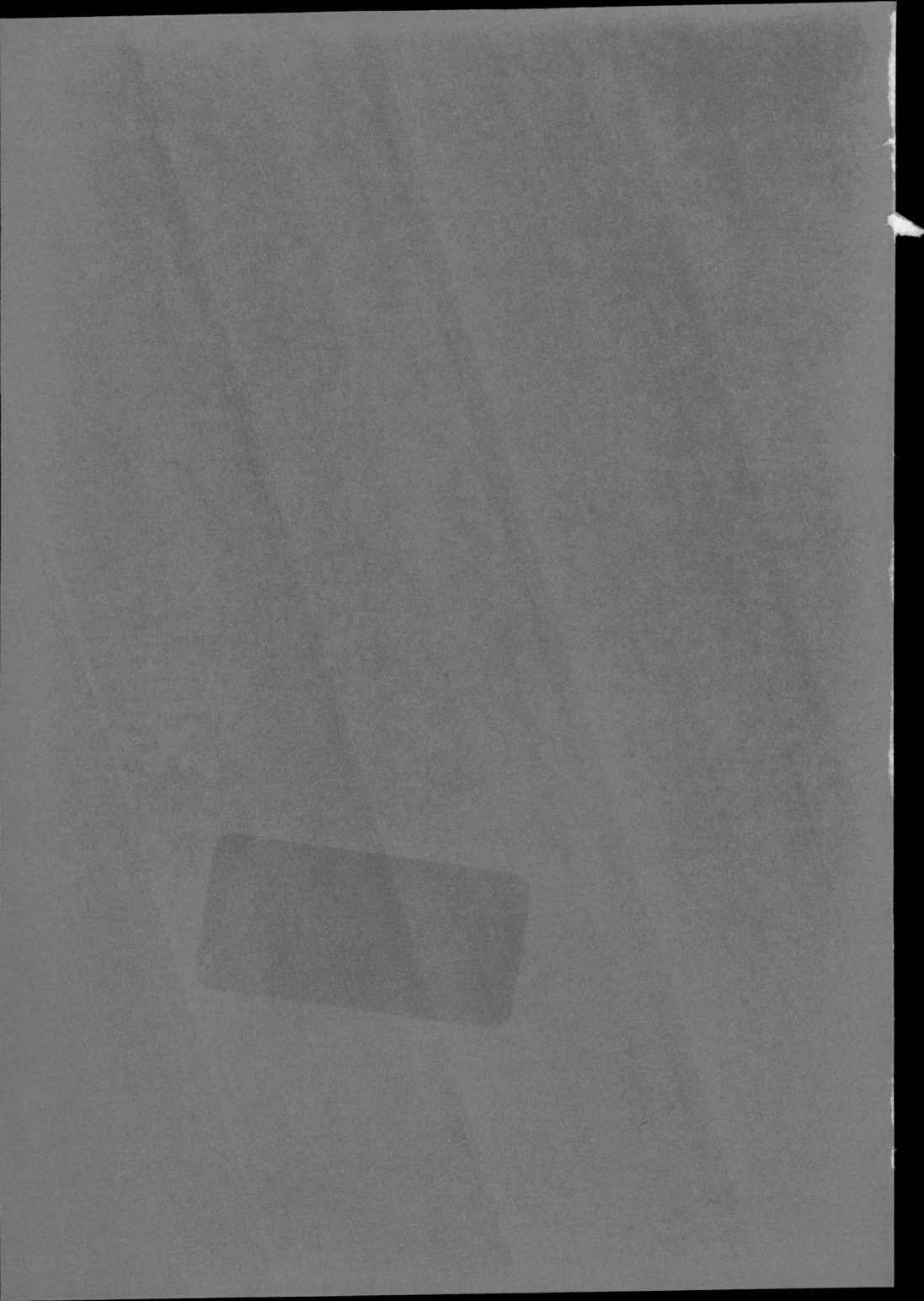

人が病気で死ぬワケを考えてみた

ねじ子の医療絵図

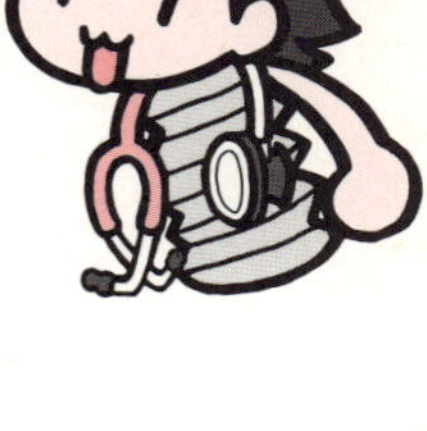

医師・漫画家

森皆ねじ子

主婦と生活社

はじめに

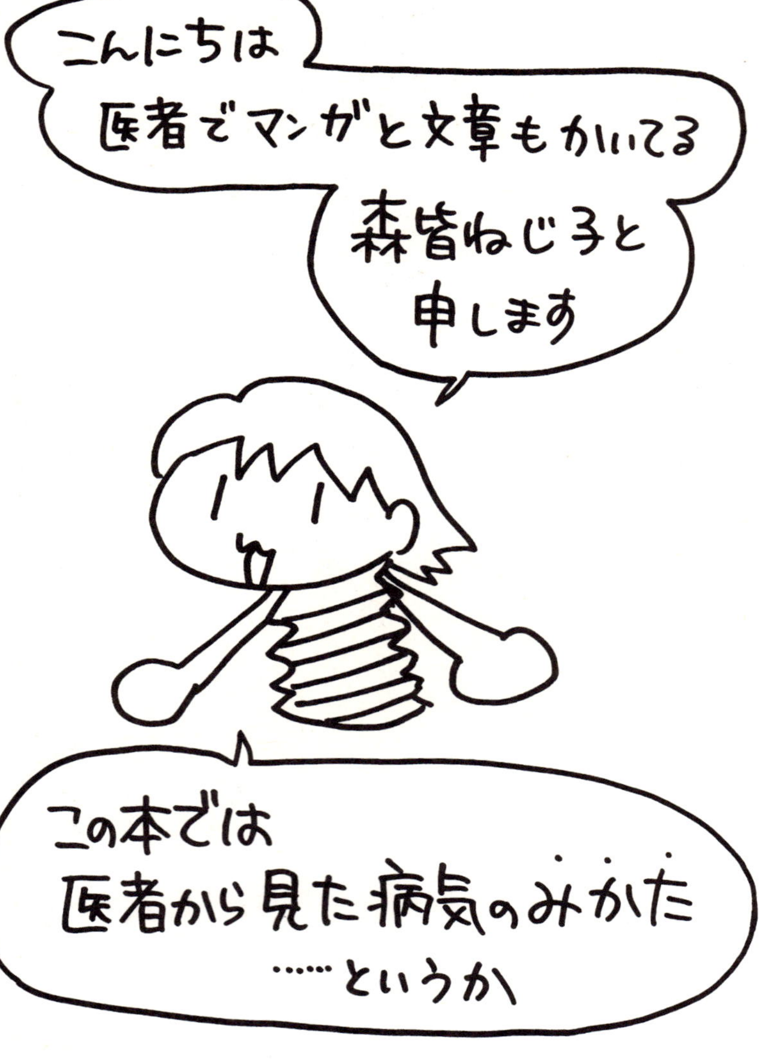
こんにちは
医者でマンガと文章もかいてる
森皆ねじ子と
申します
この本では
医者から見た病気のみかた
……というか

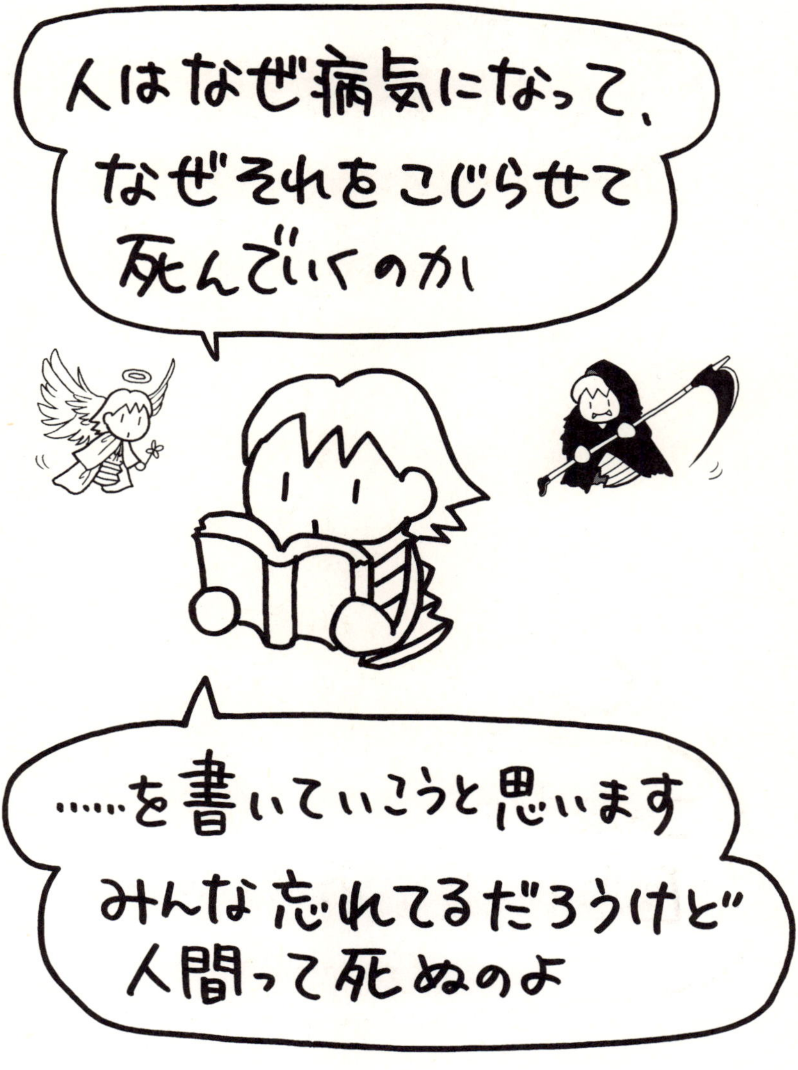
人はなぜ病気になって、なぜそれをこじらせて死んでいくのか
……を書いていこうと思います みんな忘れてるだろうけど人間って死ぬのよ

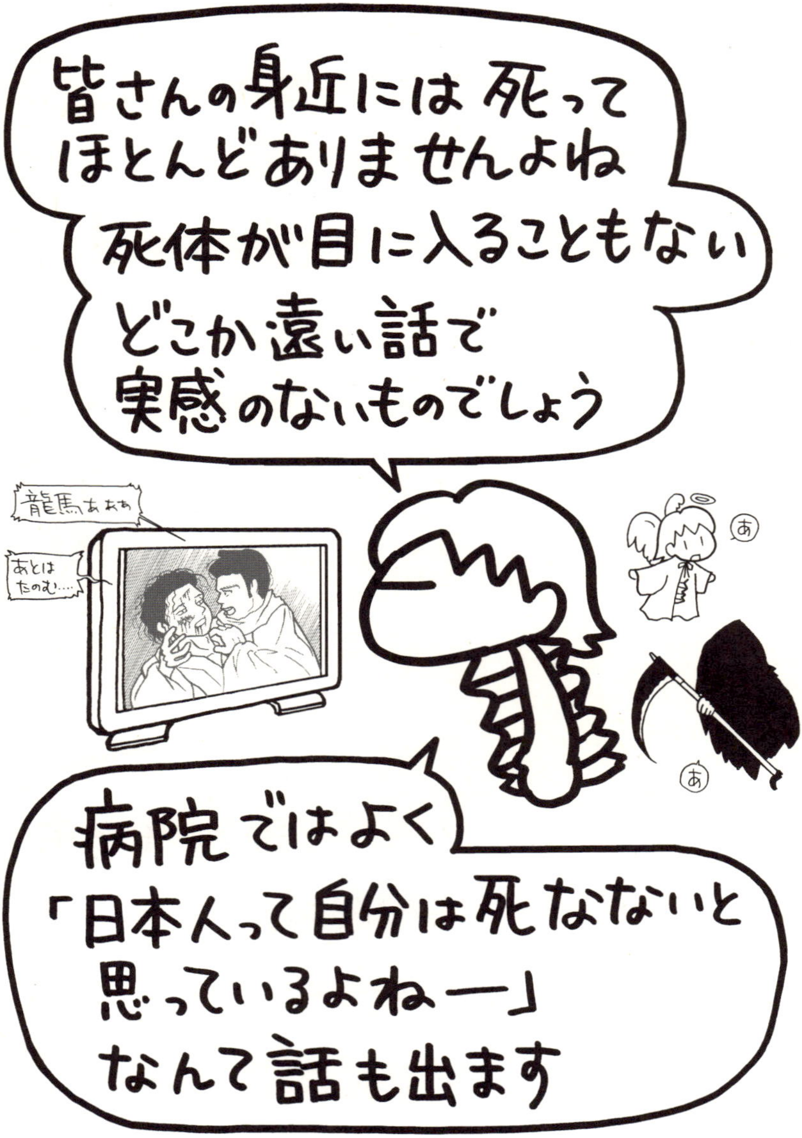
皆さんの身近には死ってほとんどありませんよね
死体が目に入ることもない
どこか遠い話で実感のないものでしょう
龍馬あああ
あとはたのむ…
あ
あ
病院ではよく「日本人って自分は死なないと思っているよねー」なんて話も出ます

でも人間は
いつか必ず死にます

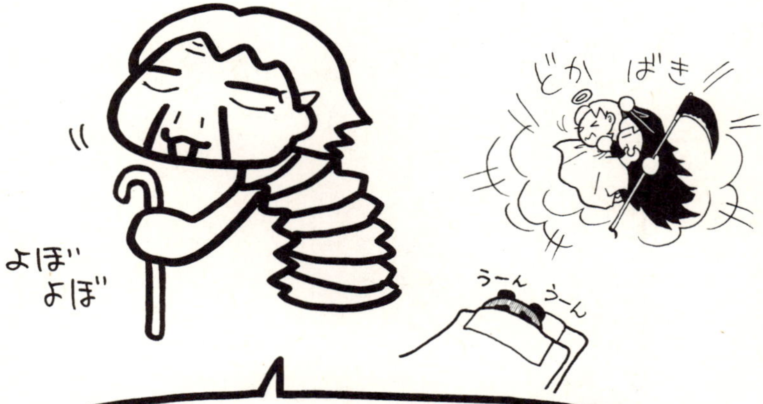

どんなに医学が発展しても
人間ってのは
致死率100%なんです

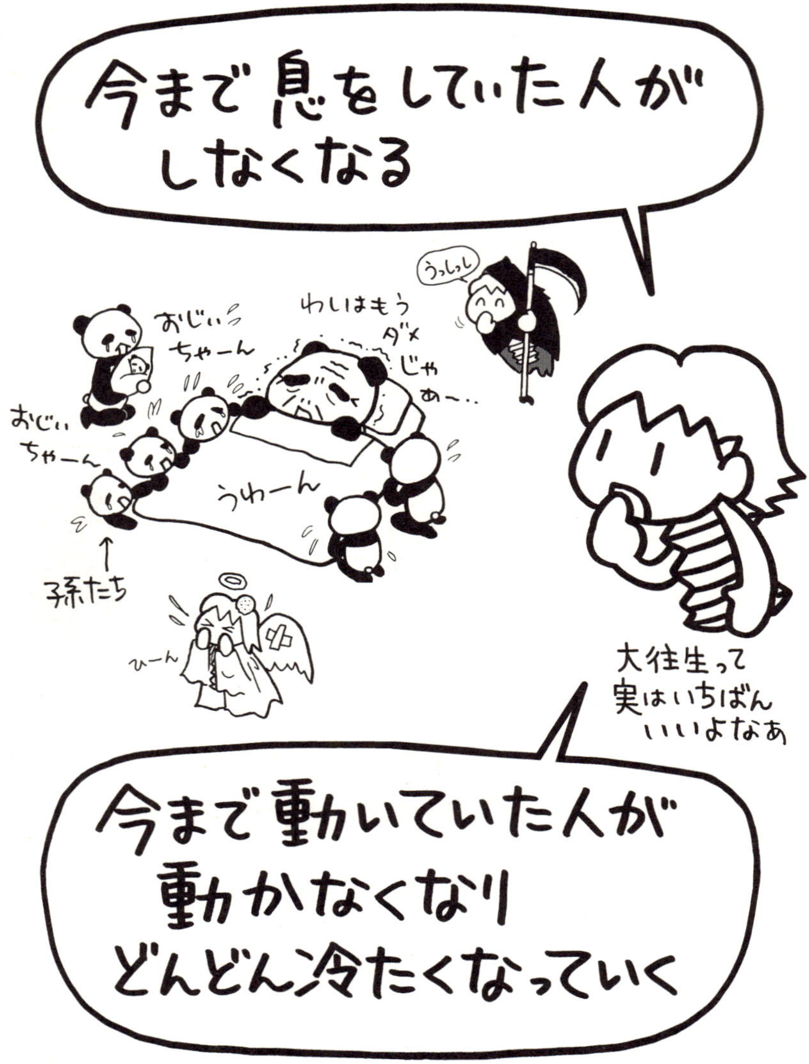
今まで息をしていた人がしなくなる
うっしっし
わしはもうダメじゃあ〜‥
おじいちゃーん
おじいちゃーん
うわーん
孫たち
ひーん
大往生って実はいちばんいいよなあ
今まで動いていた人が動かなくなりどんどん冷たくなっていく

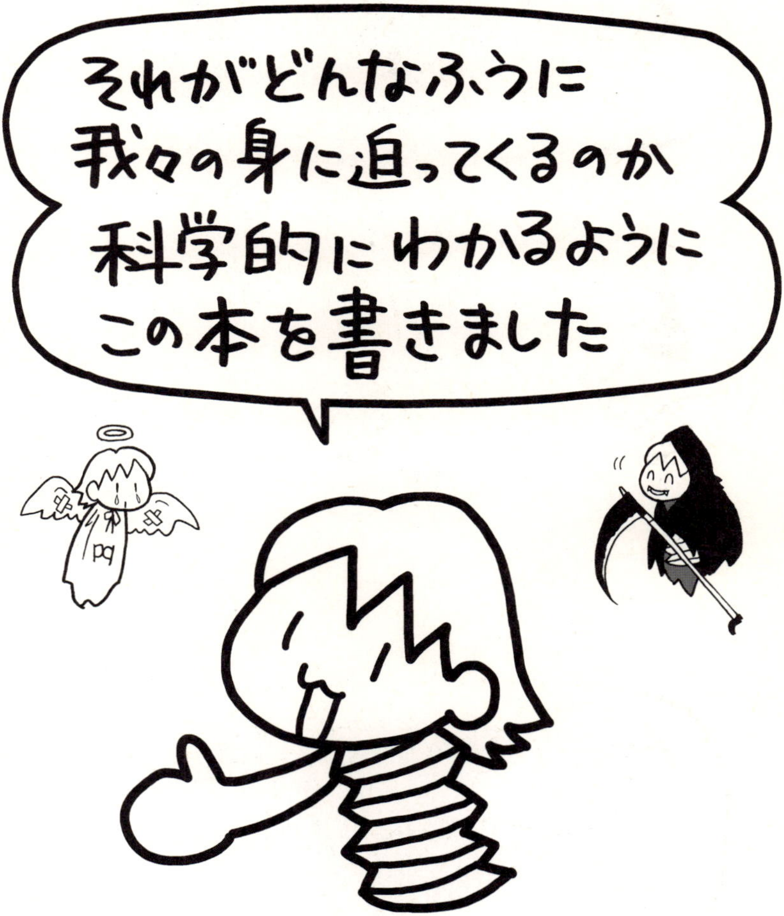
それがどんなふうに
我々の身に迫ってくるのか
科学的にわかるように
この本を書きました

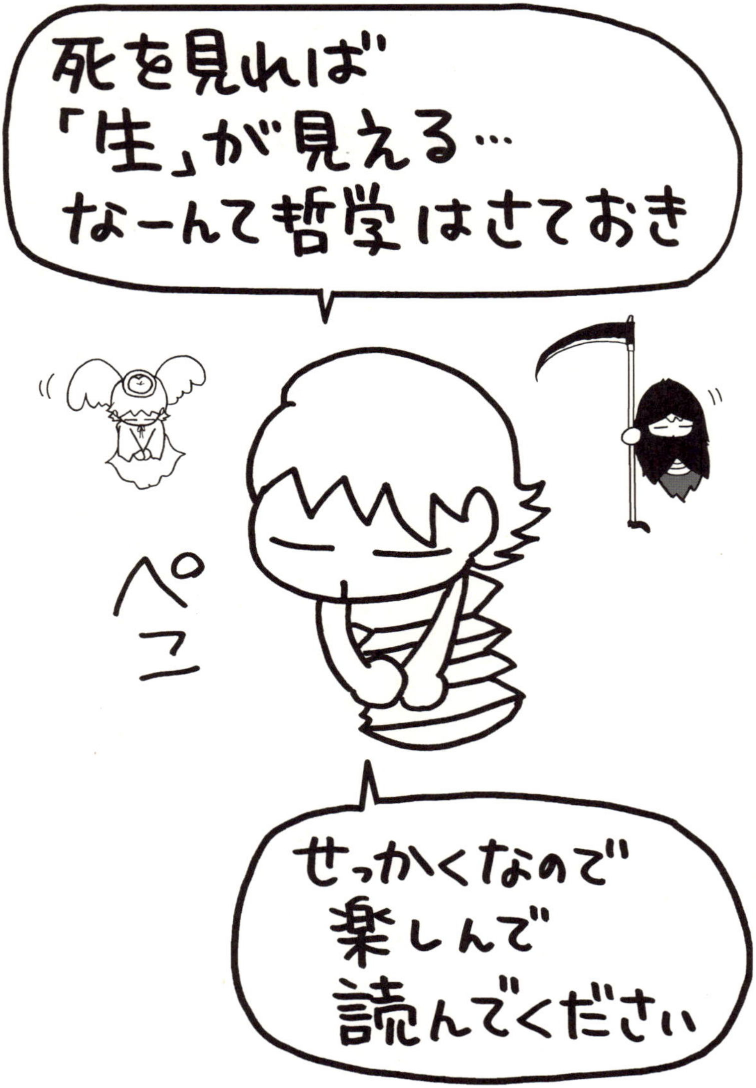
死を見れば「生」が見える…なーんて哲学はさておき
ペコ
せっかくなので楽しんで読んでください

目次

ねじ子の医療絵図

人が病気で死ぬワケを考えてみた

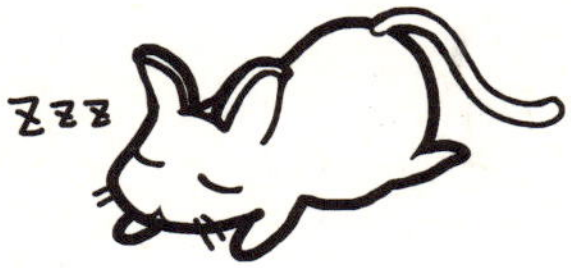

この本のキャラクターたち

主要な登場キャラクター

一応先生

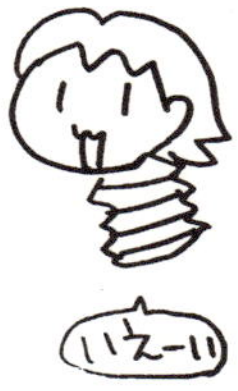

ねじ子

生徒役1

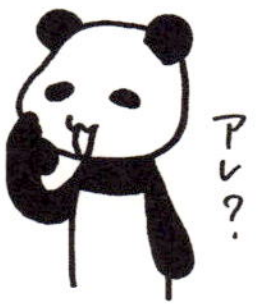

パンダ

パン太郎くん

生徒役2

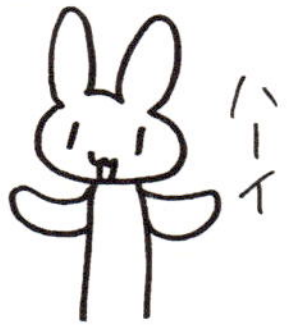

うさぎさん

1章の登場キャラクター

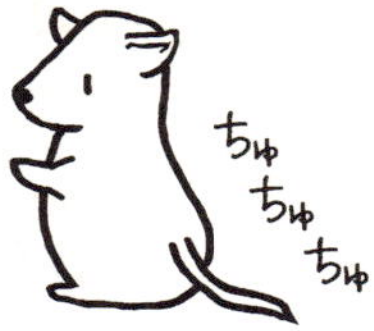

ヨーロッパのネズミ

ペスト菌の運び屋として
一世を風靡した

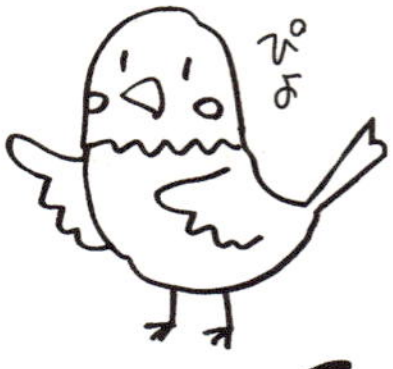

中国の鳥

ホットな
ウィルスの発信源
&運び屋さん

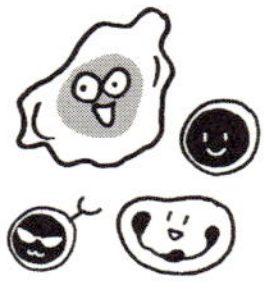

白血球戦隊の

皆さん

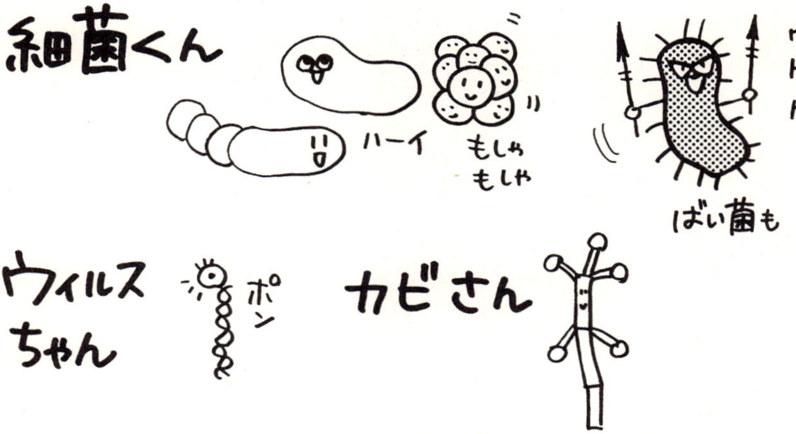

2章の登場キャラクター

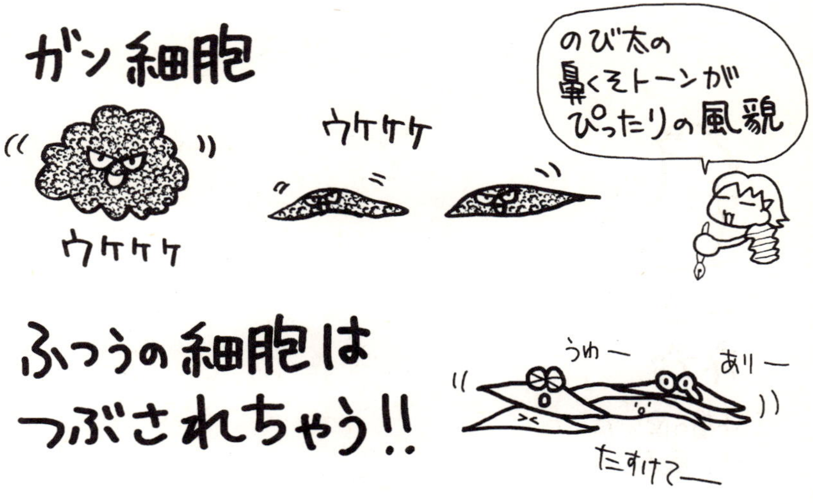
ガン細胞
ウケケケ
ウケケケ
のび太の鼻くそトーンがぴったりの風貌
ふつうの細胞はつぶされちゃう!!
うゅー
ありー
たすけてー

3章の登場キャラクター

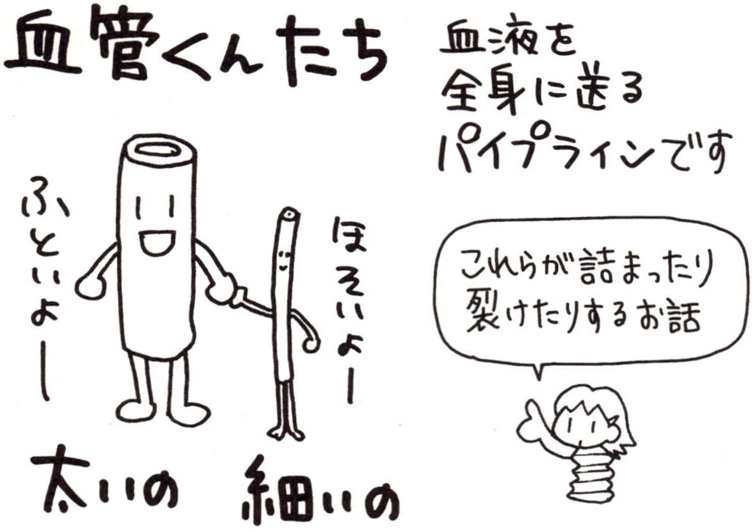
血管くんたち
血液を
全身に送る
パイプラインです
ふといよー
ほそいよー
これらが詰まったり
裂けたりするお話
太いの
細いの

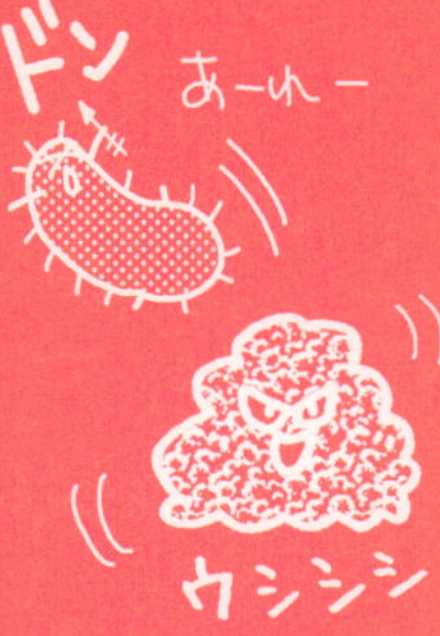

序章

人はなぜ病気で死ぬのか

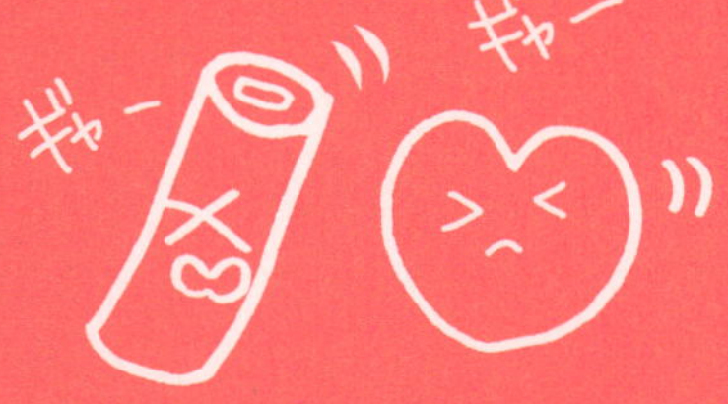

人間は昔から さまざまな原因で 死んできました

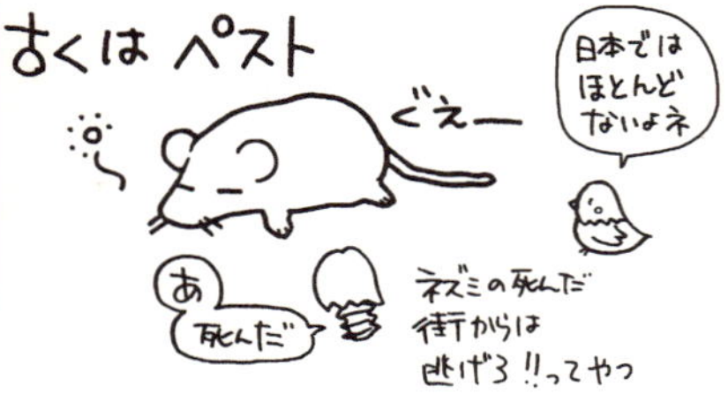
古くは ペスト
ぐえー
日本ではほとんどないよネ
あ
死んだ
ネズミの死んだ街からは逃げろ!!ってやつ

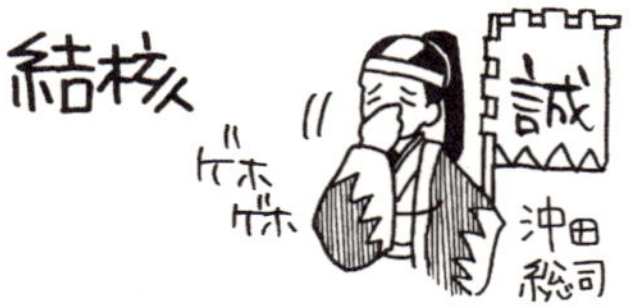
結核
ゲホゲホ
誠
沖田総司

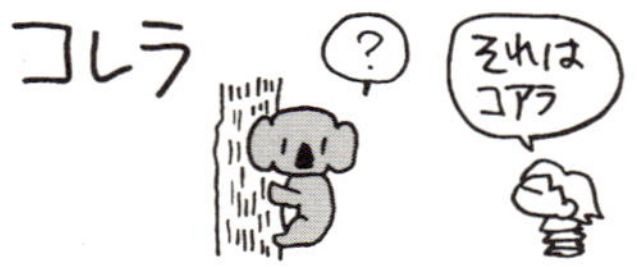
コレラ
?
それはコアラ

昔は「流行り病」つまり**感染症**で老いも若きも
山ほどの人がガンガン死んでいました。

▷1950年（戦後すぐ）の日本人の死因TOP3

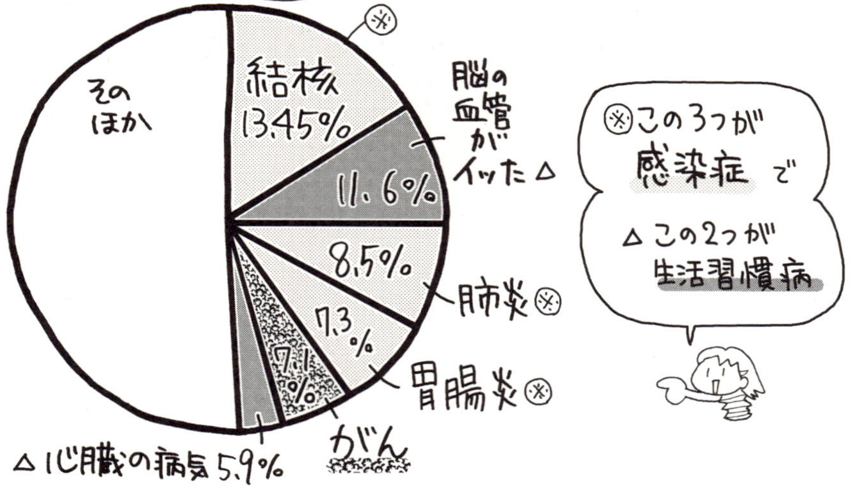
※
結核 13.45%
脳の血管がイッた△
11.6%
8.5%
肺炎※
7.3%
胃腸炎※
7%
がん
△心臓の病気5.9%
そのほか
※この3つが感染症で
△この2つが生活習慣病

肺結核と肺炎、どちらも肺が**細菌**でやられて
呼吸ができなくなって
死ぬ病気です。

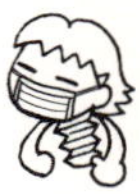

他にもチフスとか赤痢とか
梅毒とかハンセン病などでも
バタバタ死んでいました

どれも日本では
ほとんど見ない病気に
なりましたよネー

流行り病＝感染症で
40～50歳くらいで死ぬ。

生活習慣病が発症するまでとても長生きできない。

……それが25万年つづく人類の歴史でした。
25万年間、そーやって生きてきたのです。

※日本人の平均寿命

	♂	♀	
縄文時代	14.6		歳
江戸時代	20.3		歳
大正時代	42.06	43.20	歳
昭和（戦後すぐ、1947）	50.06	53.96	歳
平成（1996）	77.01	83.59	歳

ただし赤子がバタバタ
死ぬので平均寿命を下げている。
生きのびて大人になった人は
20歳よりもずっと生きたはず。
20歳ぴったりで死ぬ人が
多かったわけではないよー

※縄文時代・江戸時代のデータは人骨から計算したもの。
江戸時代のお寺の宗門改帳データによると35歳前後という説もあります。

▷ところが……

細菌を殺すおクスリのこと

1929年 世界初の抗生物質
ペニシリンが発見される!!

⇨ バイ菌による病気がほとんど
治せるよーになりました!! やった!

⇨ 感染症で死ぬ人は激減!!
日本人の寿命は
格段に伸びました。

日本で、つーか先進国で

⇨ 人が死ぬ病気のメインは

1 感染症から、

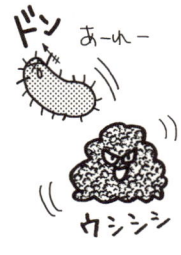

→ 細胞分裂の失敗である

2 ガンと、

→ 長生きすることによる血管の経年劣化である

3 生活習慣病に変わって

きています。

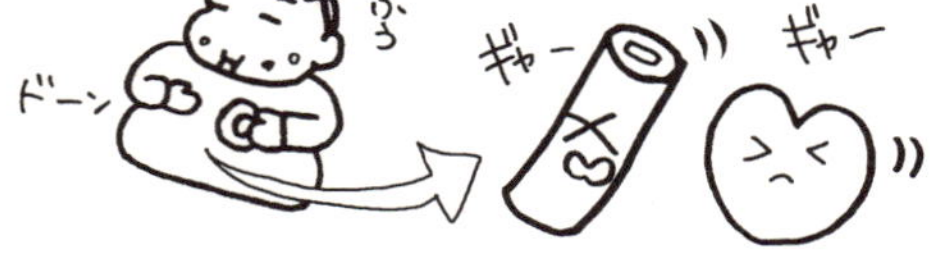

2009年 日本人の死因TOP3

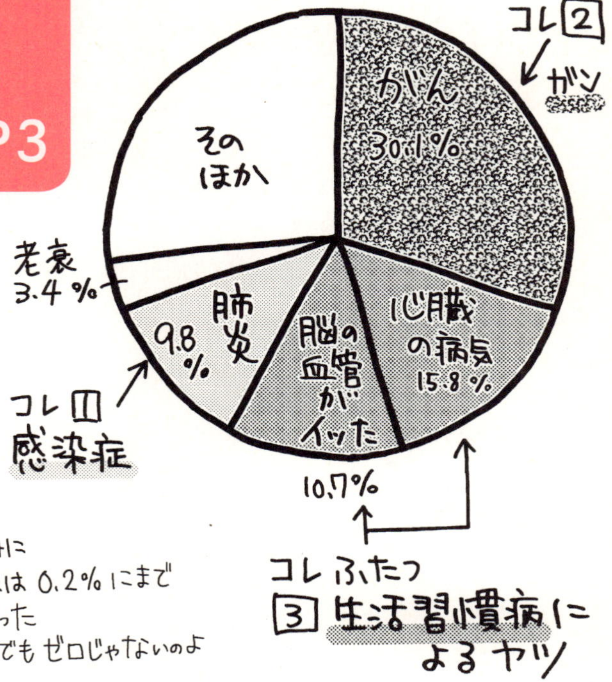
がん
30.1%
コレ②
ガン
心臓の病気
15.8%
脳の血管がイッた
10.7%
肺炎
9.8%
コレ①
感染症
老衰
3.4%
そのほか
コレふたつ
③生活習慣病によるヤツ

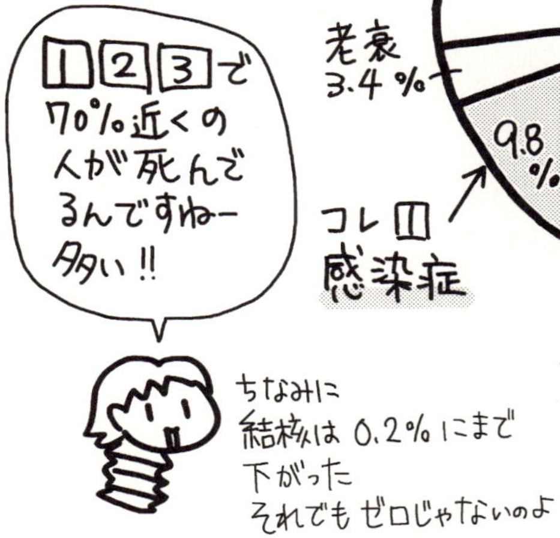
①②③で70%近くの人が死んでるんですねー 多い!!
ちなみに
結核は 0.2% にまで
下がった
それでもゼロじゃないのよ

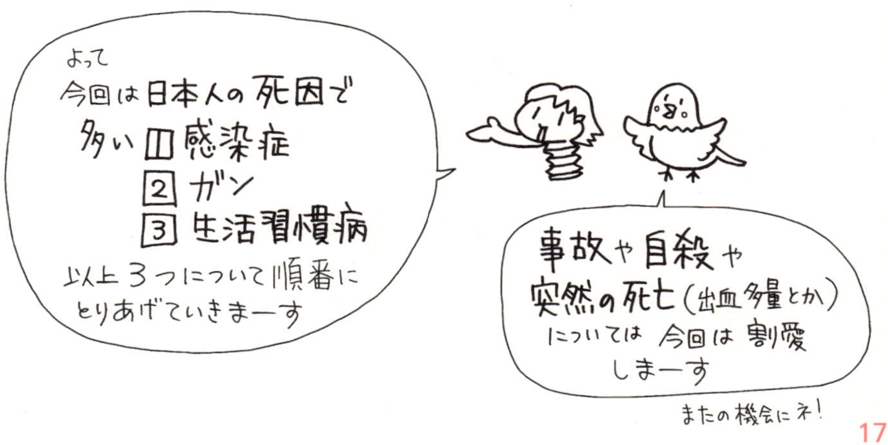
よって
今回は日本人の死因で
多い ①感染症
②ガン
③生活習慣病
以上3つについて順番に
とりあげていきまーす
事故や自殺や
突然の死亡(出血多量とか)
については 今回は 割愛
しまーす
またの機会にネ!

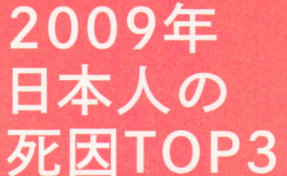

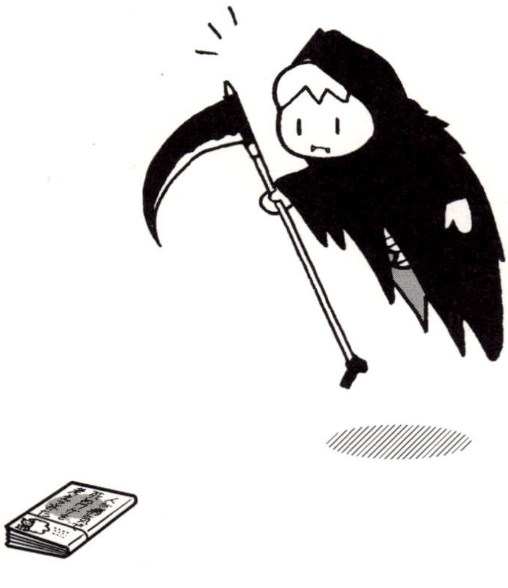

第1章

パラサイトされて死ぬということ

～感染症～

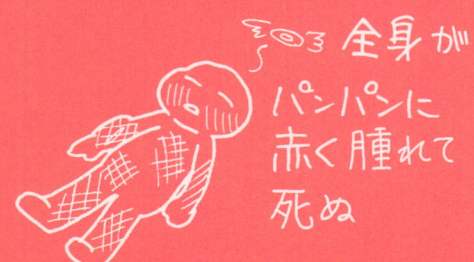

人にパラサイトしているちっさい生物

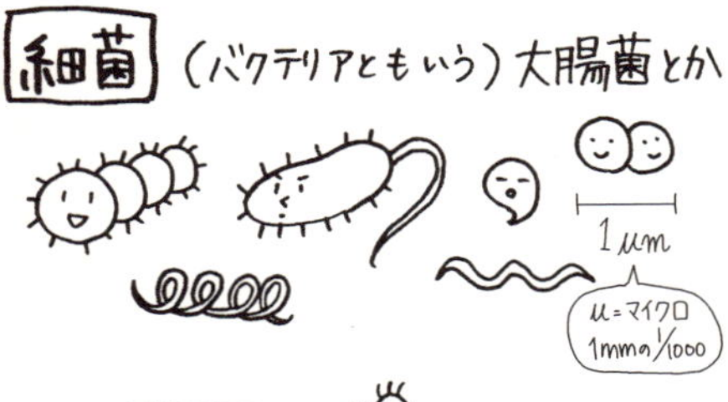

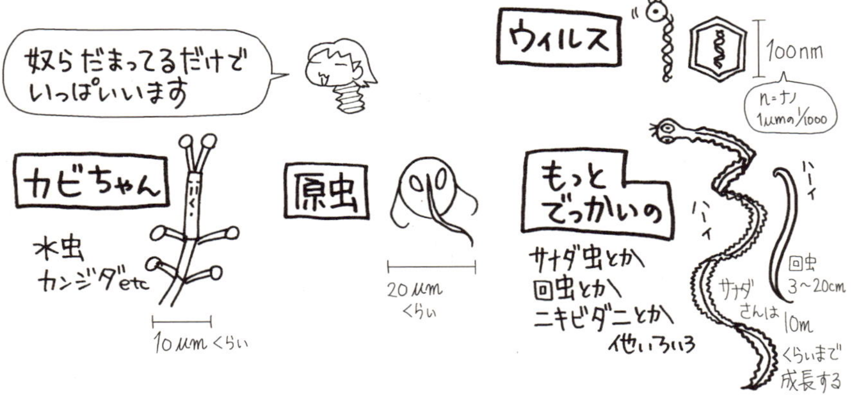

菌とかカビとかいうと何でも毛嫌いされがちですが、実際は**ほとんどが害のないもの**です。むしろ病気をおこす悪い微生物(病原性微生物、この本では**ばい菌**と呼びます)から自分の身を守ってくれる**善玉**の微生物ばかりです。

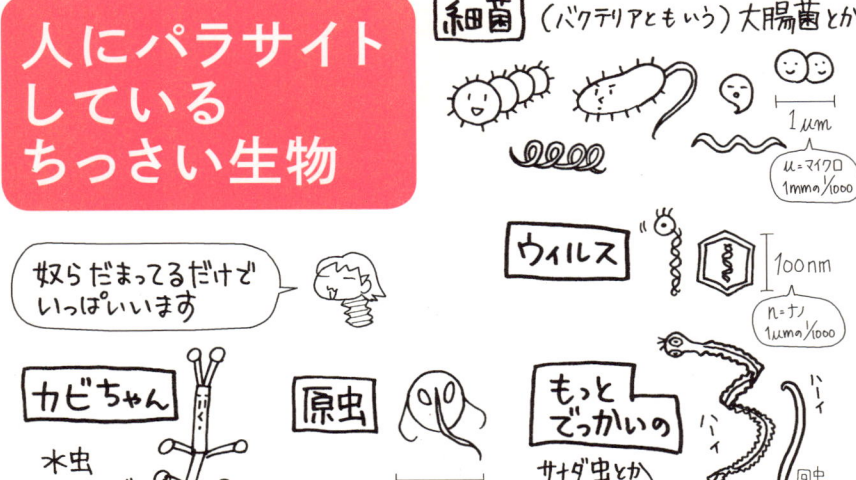

こいつら善玉菌と一緒に、人類は何十万年と暮らしてきました。
ある意味、何万匹もの微生物にナチュラルに寄生されながら
人間はずっと生きているのです。

▷ 宿主を殺すようでは
ヒモとして失格です

ど～んなヒモ野郎でも、一緒に暮らすのであれば
共存共栄した方がお互いよっぽど良い暮らしができるというもの。
人間のヒモと一緒です。

パラサイトした上にパラサイトした宿主を殺してしまうようなヤツは
ヒモとしてまだまだ未熟と言えます。

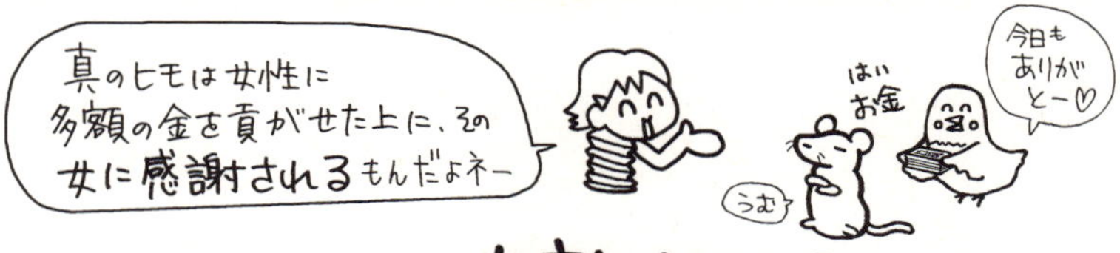
真のヒモは女性に
多額の金を貢がせた上に、その
女に感謝されるもんだよネー
はい
お金
今日も
ありがとー♡
うむ

共存共栄しきれていない**未熟者のパラサイト**どもが
病気をおこす「ばい菌」＝《イコール》病原性微生物
だと言えます。

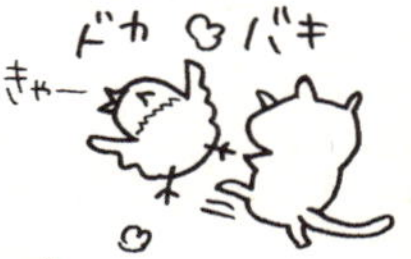
きゃー
ドカ
バキ

⇨ そいつらが宿主である人間の体の中で
大暴れした状態が**感染症**です。

⇨完全に家から追い出す OR 上手いこと共存の道をみつける

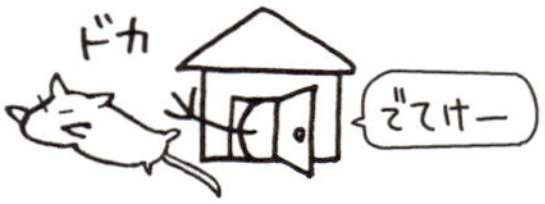
ドカ
でてけー

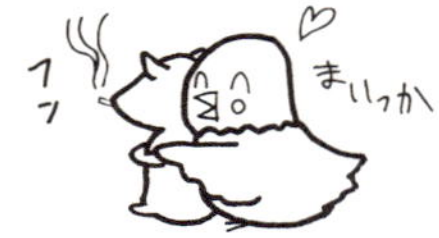
フン
まいっか

必要があります。
どちらかができないと
そのうち死にます。

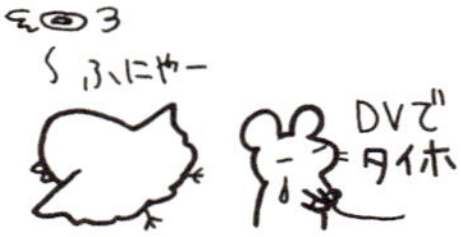
ふにゃー
DVでタイホ

バイ菌がついて死ぬということ

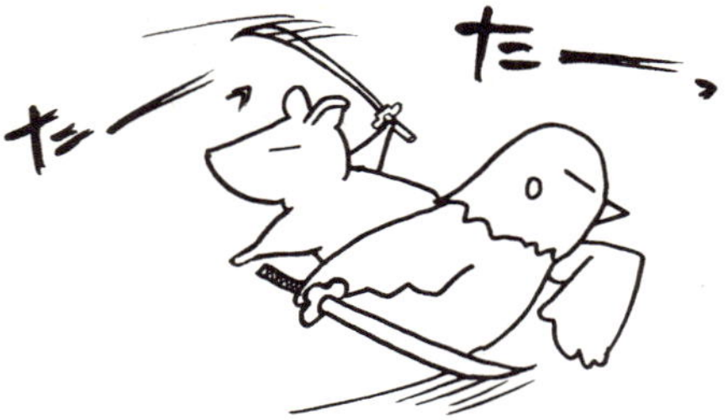
たーー
たーー

例えば戦争中によくある
刀傷《かたなきず》で死ぬ例を
見てみましょう

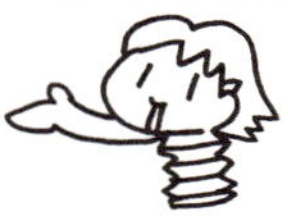

1

皮膚の上には
ふつーの菌も
バイ菌も
良い菌も
いっぱいいます

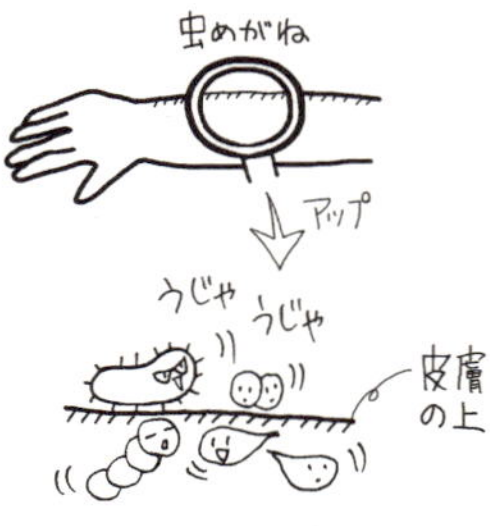
虫めがね
アップ
うじゃ
うじゃ
皮膚の上

2

でも皮膚って
ぶ厚くって
頑丈で
なかなか

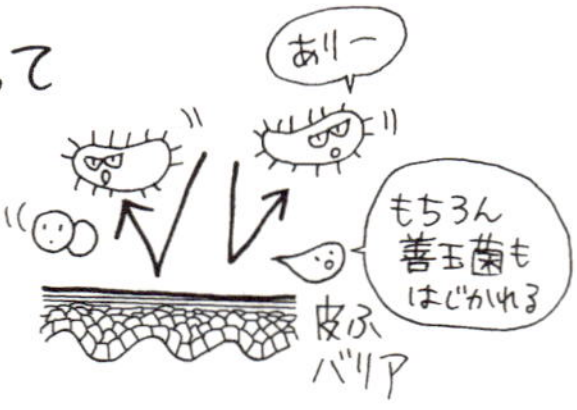
ありー
もちろん善玉菌もはじかれる
皮ふバリア

体の中には入れません

3 皮膚に傷《キズ》ができると
バイ菌のくっつく
「とっかかり」が
出来ます

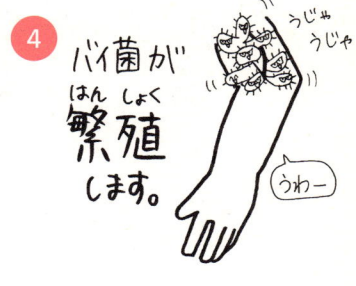

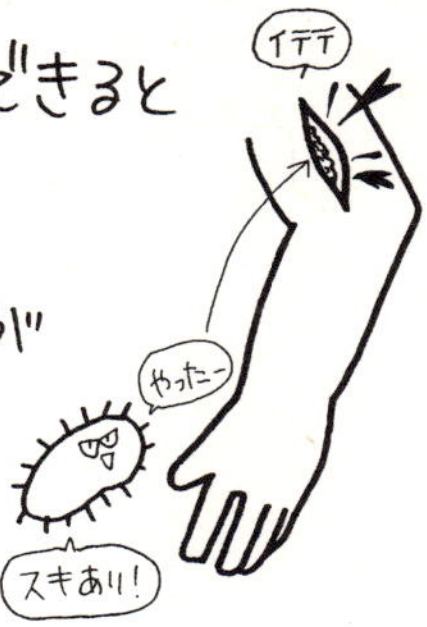

4 バイ菌が
繁殖《はんしょく》
します。

5 バイ菌を殺そう＆食おうとして
体の中の**白血球戦隊**が
ズザァーーッ!!と
集まってきます

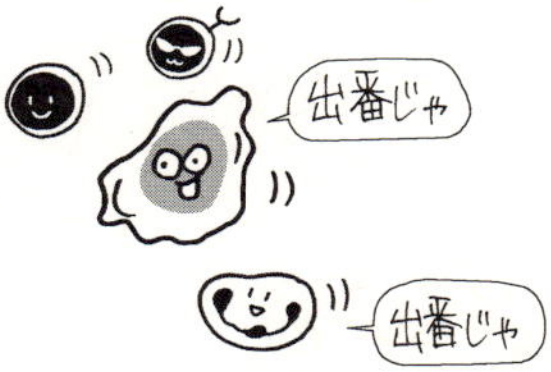

バイ菌と戦う戦争が始まるぞーー

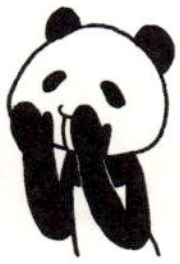

白血球戦隊のしくみ

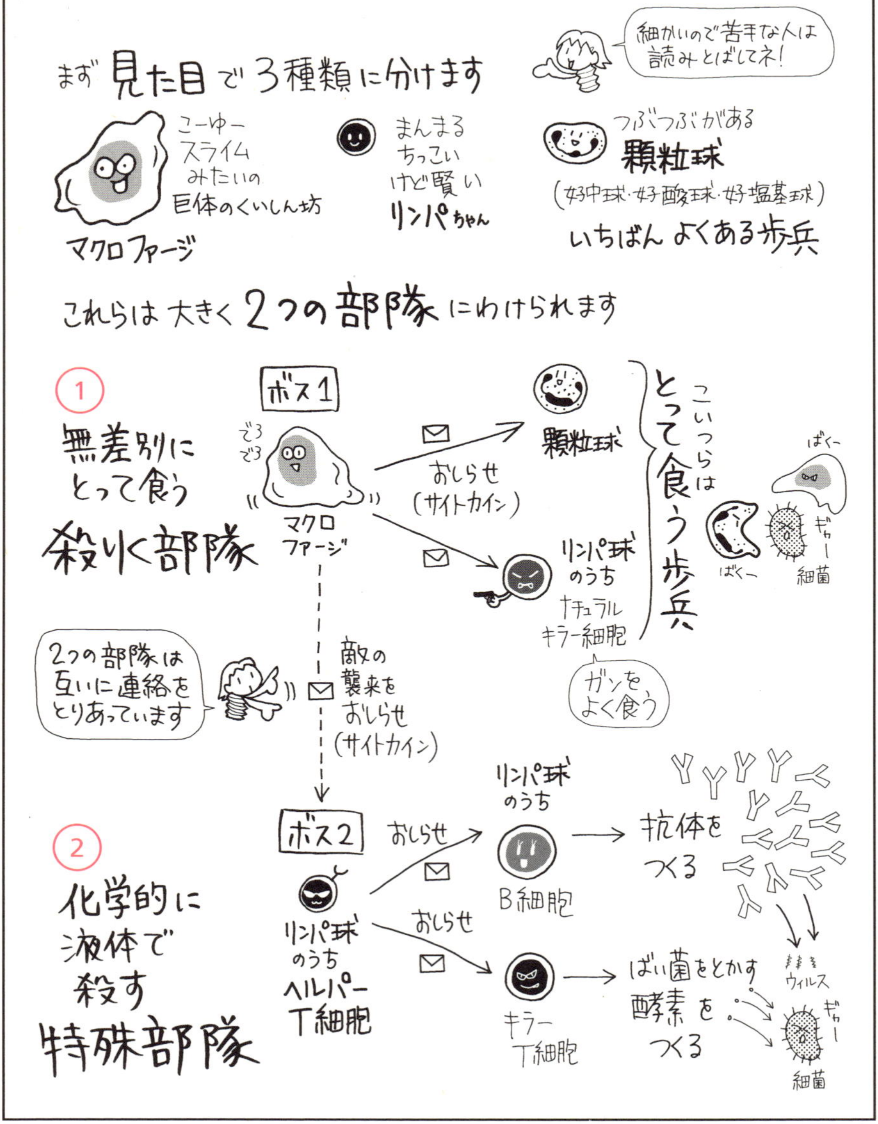
細かいので苦手な人は読みとばしてネ!
まず見た目で3種類に分けます
こーゆースライムみたいの巨体のくいしん坊
マクロファージ
まんまるちっこいけど賢い
リンパちゃん
つぶつぶがある
顆粒球
(好中球・好酸球・好塩基球)
いちばんよくある歩兵
これらは大きく2つの部隊にわけられます
①
無差別にとって食う
殺りく部隊
ボス1
でろでろ
マクロファージ
おしらせ(サイトカイン)
顆粒球
リンパ球のうち
ナチュラルキラー細胞
とって食う歩兵
こいつらは
ばくー
ばくー
ギャー
細菌
ガンを、よく食う
2つの部隊は互いに連絡をとりあっています
敵の襲来をおしらせ(サイトカイン)
②
化学的に液体で殺す
特殊部隊
ボス2
リンパ球のうち
ヘルパーT細胞
おしらせ
リンパ球のうち
B細胞
抗体をつくる
おしらせ
キラーT細胞
ばい菌をとかす酵素をつくる
ウィルス
ギャー
細菌

⑥ 白血球（特に好中球くん）が
バイ菌を食べます。

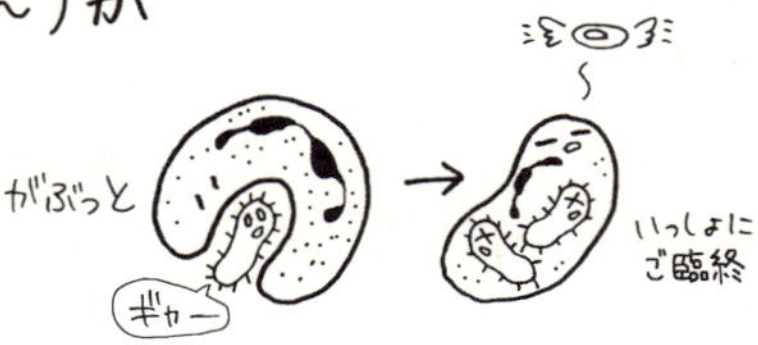

→ バイ菌が中で **死ぬ**

→ 白血球もいっしょに **死ぬ**

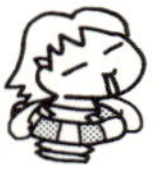

白血球の死骸の山がたまって
プールみたいになると膿《うみ》になります

⑦ **仲間の戦隊**（他の白血球）を呼ぶ
物質を
出しまくる

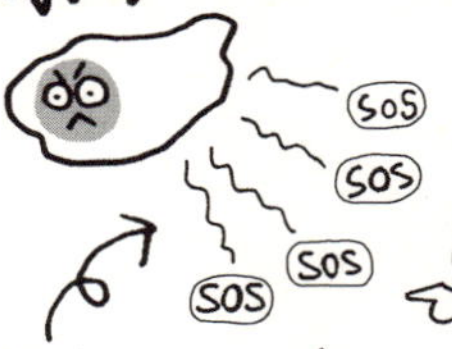

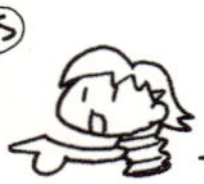

このタンパク質を
専門用語で
サイトカインといいます
覚えなくていいです

援軍来て〜来て〜の
SOSタンパク質を出しまくる

⑧ **SOSタンパク質**には 白血球が
バイ菌と戦いやすくするために
ケガの周囲の温度を
上げる機能もあります

⇨ **ケガの周りが**
熱〜くなります

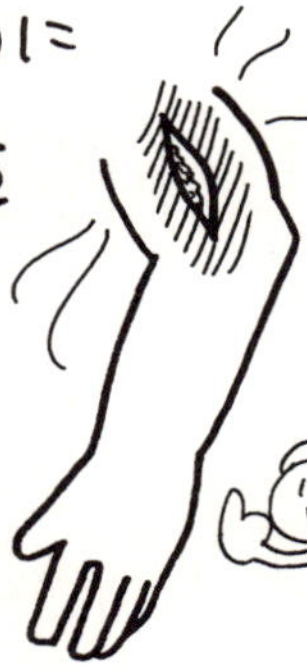

一般に
バイ菌やウィルスは
寒さに強く
熱さに弱い
冬のほーが
流行する風邪も
多いでしょ？

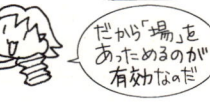

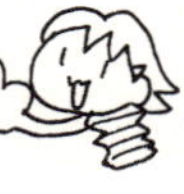

だから「場」を
あったためるのが
有効なのだ

⑨ 膿《うみ》がぐじゅぐじゅ出てきたり

白血球戦隊の仕事⑥のせい

パンパン!!に腫れて

白血球戦隊の仕事⑦のせい

あつく熱をもったりして

白血球戦隊の仕事⑧のせい

すげえ痛くなります。

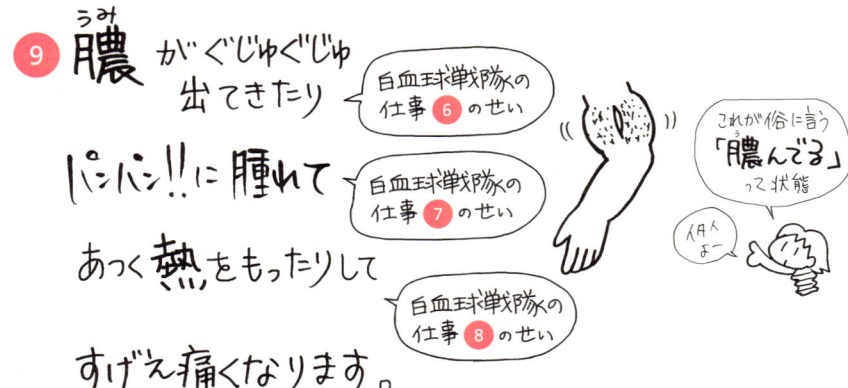

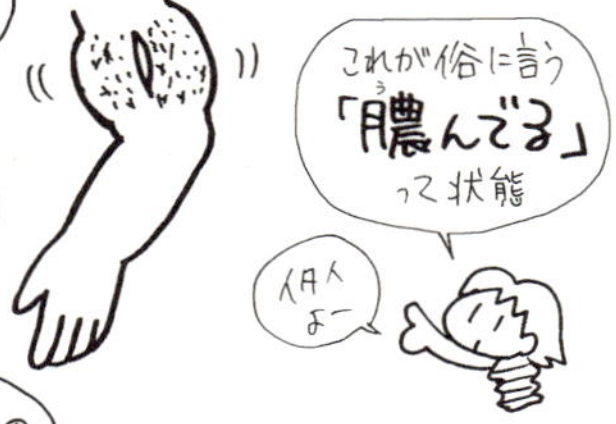
これが俗に言う「膿《う》んでる」って状態
イ丹人よー

バイ菌と白血球戦隊の熱き戦いが行われている証拠です。

ちょっとむずかしい

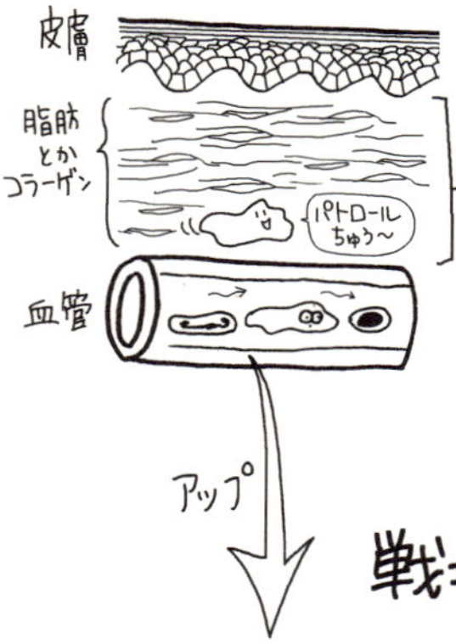
皮膚
脂肪とかコラーゲン
パトロールちゅう〜
血管
アップ

バイ菌との戦いの戦場は
血管でも皮膚表面でもなく**その間。**
こーゆーところで
行われています。

皮下脂肪とかコラーゲンがあるトコロ

普段は、多くの白血球は血管の中をフヨフヨと
のんきに流れています。

血管の壁をぱかーん☆と開いて白血球を
戦場に連れ出してこなくてはいけません!!

血管の壁は実はこう 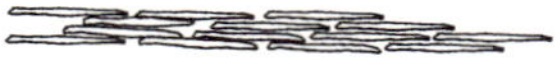 網目状になっています。

SOS物質(サイトカイン)が出ると
血管の壁のゲートがひらきます

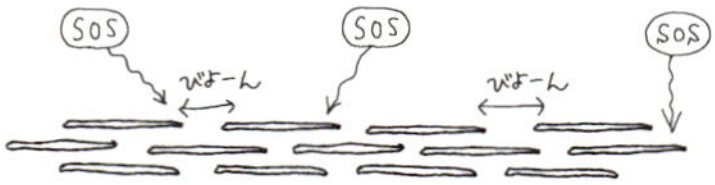
SOS
びよーん
SOS
びよーん
SOS

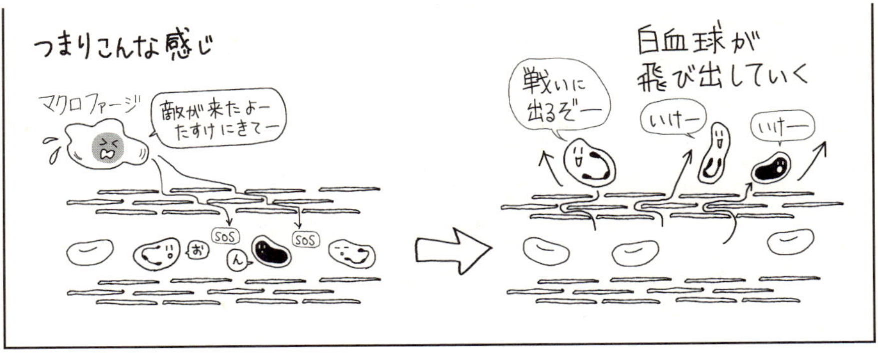

10 戦いの末…

→ 白血球が勝った!!
→ 治ります。
よかったよかった。

↓ バイ菌が勝っちゃった!!
→ やべぇ!!次へ!

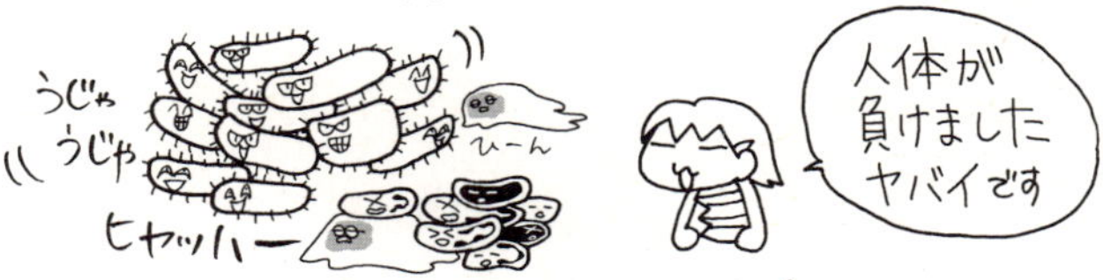

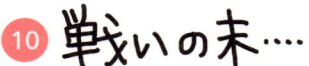

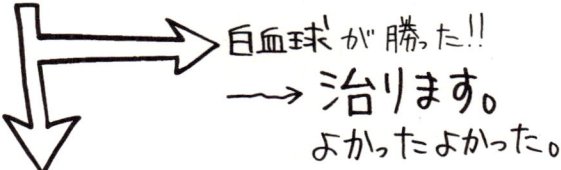

11 バイ菌は絶好調!! 開いた血管に入りこみ

血流に乗ります。

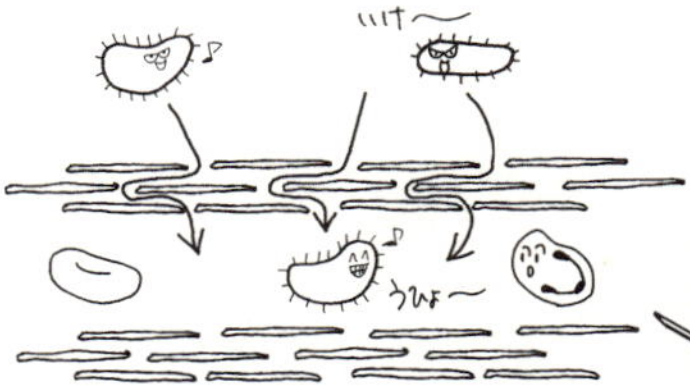

→ 全身に散らばります

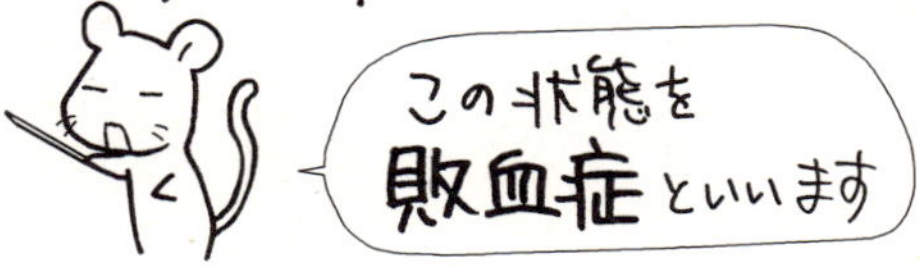

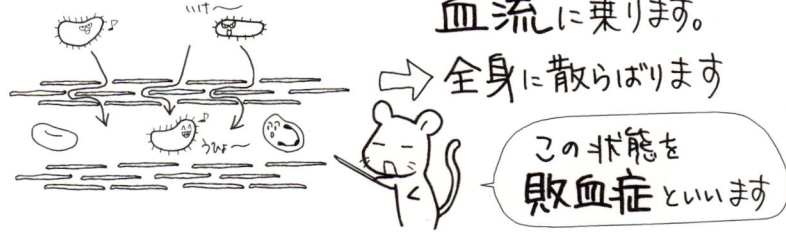

12 ① バイ菌そのものと、

② バイ菌から出る毒素と、

バイ菌に対抗しようとがんばってる

③ 白血球が出す

SOS物質が

全身にまわります

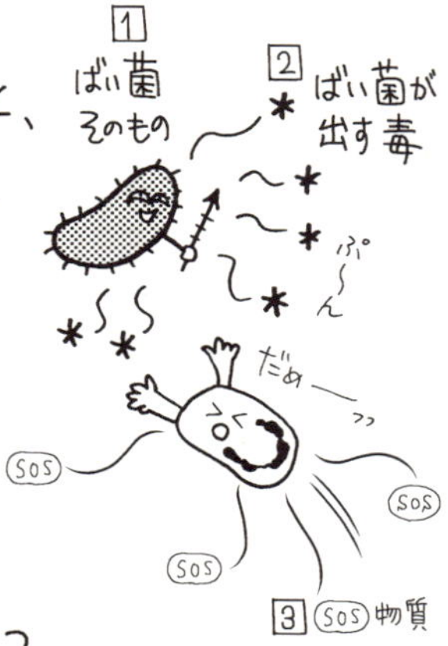

13 実はこうなると自らが出している

③ SOS物質がかえってくせものになるのだ

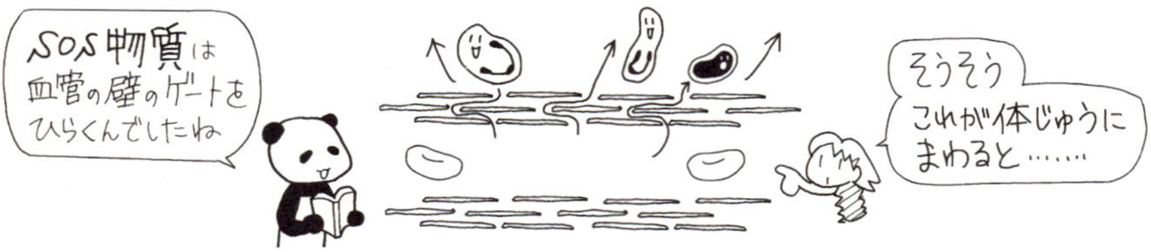

14 体じゅうの血管ががっつり広がりまくります

⇨ 白血球のみならず

血液の中に含まれている

水分までもが

どばーっと

血管から逃げて……

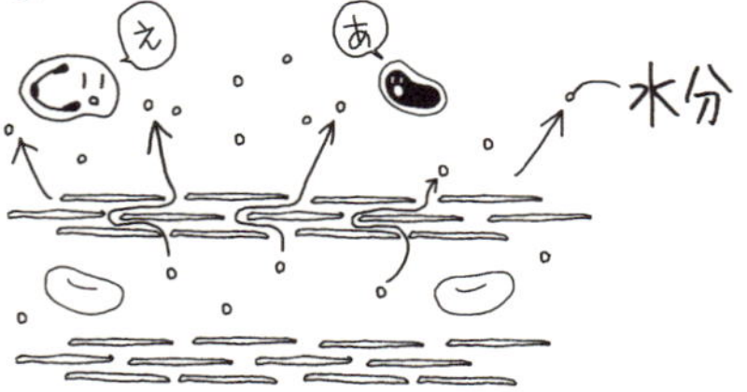

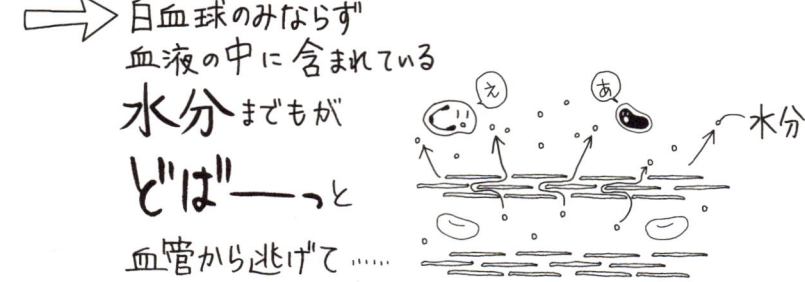

こーゆートコロに
水がたまりまくります

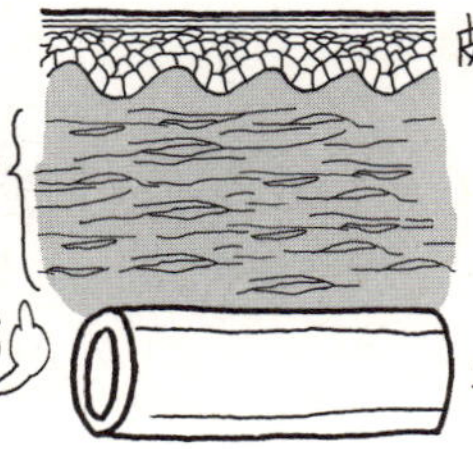
皮膚
血管

P26で説明した「あいだ」の部分ね
（皮膚の下・臓器と臓器の間・細胞と細胞の間など）
医学的には「サードスペース」とか「間質」とか
「細胞外マトリックス」とか呼びます

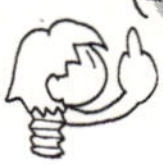

15 血管の水がなくなって
血流不足になり
血圧がガツンと下がります

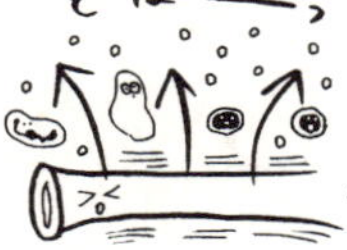
どばーっ
キューッ

16 血が足りず
脳や肝臓や腎臓などの
大切な臓器が死にます

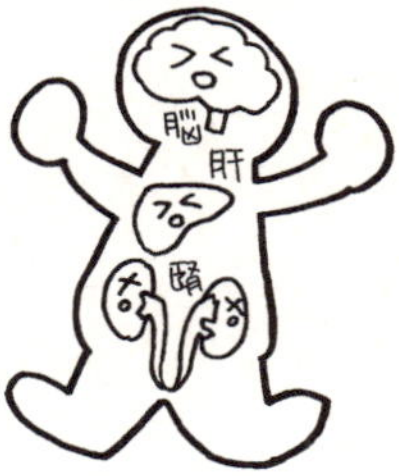
ギャー
脳
肝
腎

17 本体（ヒト）も死にます

元はここが
腫れただけ
だったのに……

全身が
パンパンに
赤く腫れて
死ぬ

抗生物質ができる前は
敗血症でみんな
バタバタと死んでました

今でもクスリのない環境、
発展途上国、戦場での負傷、
衛生状態の悪い地域では
容易に敗血症になります

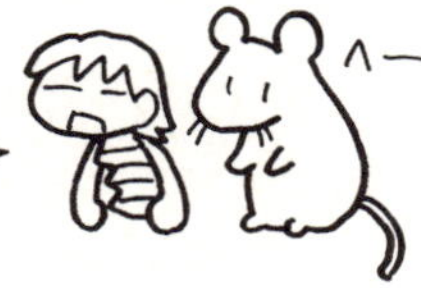
へー

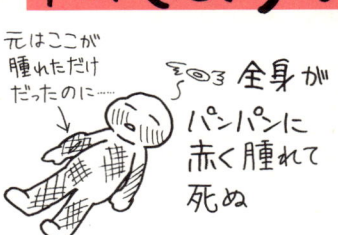

元がむし歯や盲腸(虫垂炎)や
出産後の細菌感染(産褥熱)であっても、
全身に毒やサイトカインがまわってしまうと
敗血症で死んじゃうんだな

慢性副鼻腔炎
(俗にいう蓄膿)とか
歯周病(俗にいう歯槽膿漏)
とかね

逆に感染が狭いエリアに限局されていて
敗血症にならなければ、
何年間ばい菌がついていようと
まあなんとか飼ってゆけます
それだけで死ぬことはあんまりない

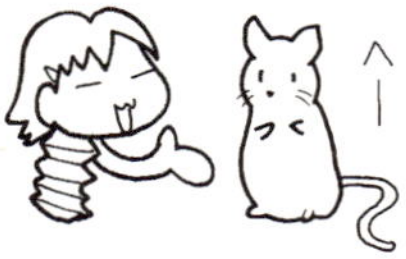
へー

本体のヒトが死んだあとはどうなるの?

18 完全に調子にのってたバイ菌どもも
母体が死ねば
住みかがなくなりますよね

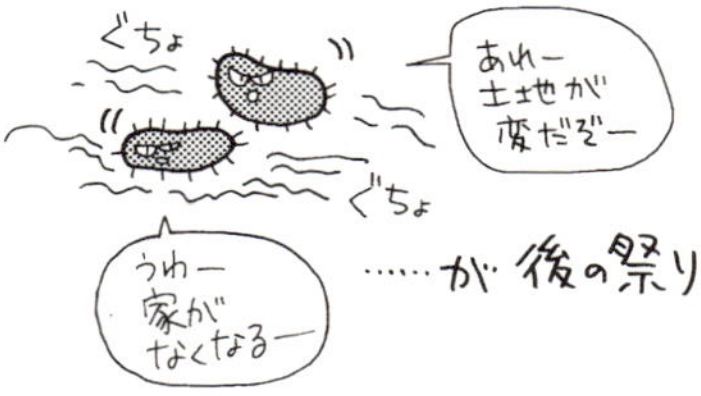
ぐちょ
あれー
土地が
変だぞー
ぐちょ
うわー
家が
なくなるー

……が後の祭り

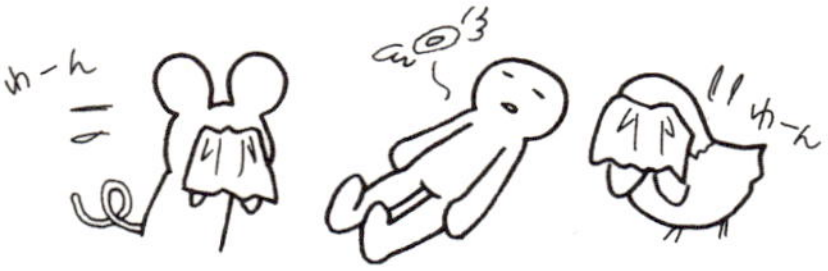
ゆーん
ゆーん

19 バイ菌どもも
一緒に死にます

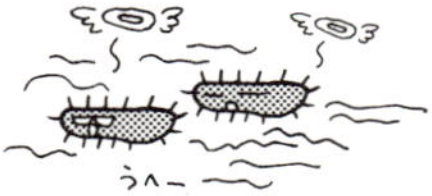
うへー

20 死体処理のやり方によっては
移動して
次の寄生先を見付けます

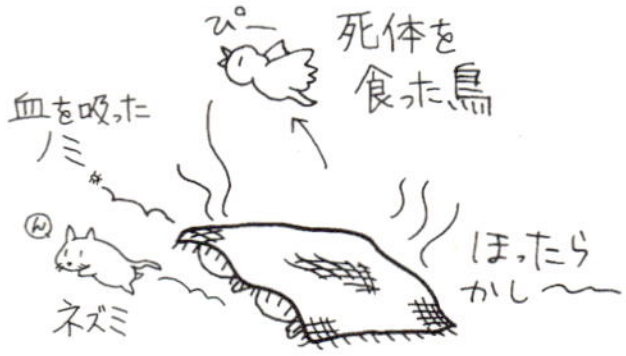
ぴー
死体を
食った鳥
血を吸った
ノミ
ネズミ
ほったら
かしー

日本の火葬(丸焼き→うめる)はある意味とても衛生的なんですね
死体から病気が広がることが少ないし、殺菌にもなりますから。

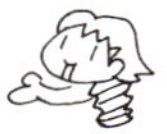

Column

死体を食べるのは、なぜ禁忌《タブー》?

人間が人間の肉を食べる行為を「カニバリズム」と言います。世界の多くの地域でカニバリズムはタブーになっています。おそらくこれは長い経験によって得られた人間の知恵なのでしょう。本編でも述べたように、死体は「死に至る感染源」を持っている可能性が非常に高いです。それを食べるのは、病原性微生物を新鮮な状態で自ら取り込むようなもので、非常に危険な行為と言えます。ずっと昔から伝わっている「道徳的・宗教的タブー」は、いわば「人間の知恵の蓄積」ですので、科学的・医学的な根拠を見つけられることも多いのです。

「ヒトの病気は、ヒトにうつりやすい」という性質があります。多くの感染症は種を超えません。豚の病気は豚どうし、牛の病気は牛だけに感染します（これを「種特異性」と言います）。種を超えてうつる感染症はそう多くありません。種を超えて感染する特別な病気は「人畜共通感染症」と呼ばれ、もちろんいろんな病気が存在しますが、共食いに比べればリスクはずっとずっと少なくなります。野生動物だって、たいていは自分たち以外の動物を食料にしていますよね。

さらに、種を超えて感染する「人畜共通感染症」の可能性を考えると、そもそも病気の動物を食べないのが一番安全ということになります。なるべくピンピンした健康そうな動物を狙うのです。普通に走っている小動物を捕まえたり、子供の動物を狙って、殺して、食べるのがもっとも安全です。多くの野生肉食動物もそうやって狩りをしてますよね。人類も古来より、狩りをして野生動物を捕まえてきました。でも、狩りだけでは時期によって手に入る肉の量にムラが出ます。運悪く一匹も捕れなかったら、家族全員飢え死にです。困りますね。

そこで人類は、自ら動物を飼い、ある程度育ててから殺して食べる「畜産」を始めました。畜産によって、人類は安全な動物性タンパクを安定して手に入れることが可能になったのです。

「野生で死んでいる動物を食べてはならない」いわゆる「死肉のタブー」は世界中のあちこちの宗教で見られます。何らかの「人畜共通感染症」が流行っている地域において、動物の死肉を食べることは（肉が腐っている可能性はもちろんのこと）その動物の死因となった病気をじかにもらう行為になるため危険です。

健康な鳥や魚などがたくさん捕れる土地ならば、または肥沃な牧草があり畜産ができる環境ならば、動物の死骸をわざわざ食べる必要はありません。病気をもらうリスクを高めるだけです。「死肉を食べるな」という風習はそうやって根付いていったと考えられます。

逆に、動物性タンパク源が枯渇していて、かつめぼしい「人畜共通感染症」が存在しない地域の場合、動物の死骸は人類にとっても非常に貴重な動物性タンパク源となります。タブーとか言ってられません。そういう地域では「死肉のタブー」は存在しなくなります。こうやって地域によりもともと（経験的に）医学的根拠のあったならわしが、長い時間をかけて土地の宗教とつながり、道徳的・宗教的タブーとなっていったのだと考えると、とても興味深いです。

人類が手にした強力な武器
それが抗生物質だ!!

シャキーン!!

抗生物質は
ほとんどすべての細菌を
ぶっつぶすことができるのだ♡

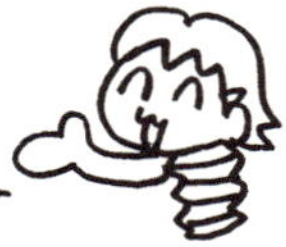

抗生物質の登場によって
細菌で死ぬ人は激減しました。

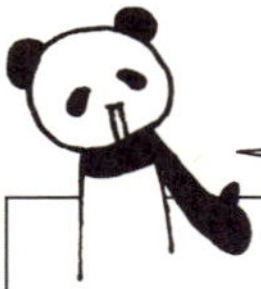

有名どころだとここらへんの病気は
治せる病気になったよー

- ペスト
- コレラ
- 赤痢
- 結核
- 梅毒
- 淋病
- ハンセン病
- 発疹チフス
- 腸チフス
- 産褥熱
- 盲腸(虫垂炎) etc.…

少なくとも**真面目にお薬をのんでさえいれば。**

先進国ではコレラや赤痢やペストを
見ることすらもほとんどなくなりました。

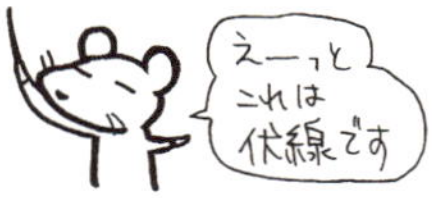
えーっと
これは
伏線です

抗生物質のおかげで人類の寿命は
飛躍的にのびたのです。すごいネ。

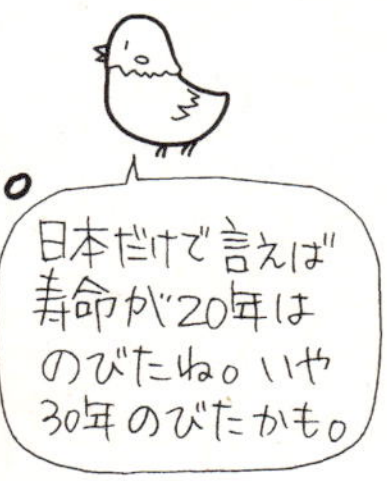
日本だけで言えば寿命が20年はのびたね。いや30年のびたかも。

抗生物質は細菌だけ？

抗生物質は**細菌だけ**に効きます。
それ以外の**病原性微生物**（いわゆるばい菌）には
無効です。

vs 細菌くん

バイキンも
善玉菌も
差別なく
まんべんなく
死ぬ

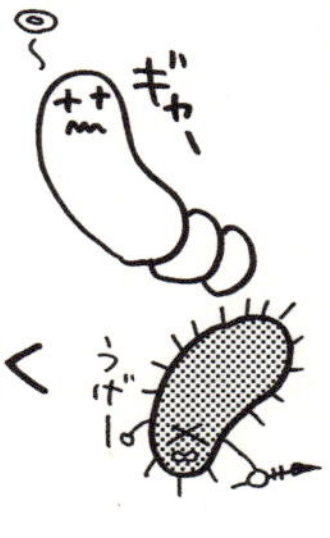
ギャー
うげー

vs ウィルスちゃん

抗生物質まったく
効かない!!
ピンシャンしている

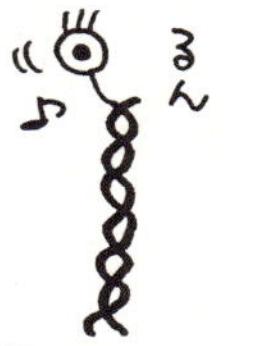
るん

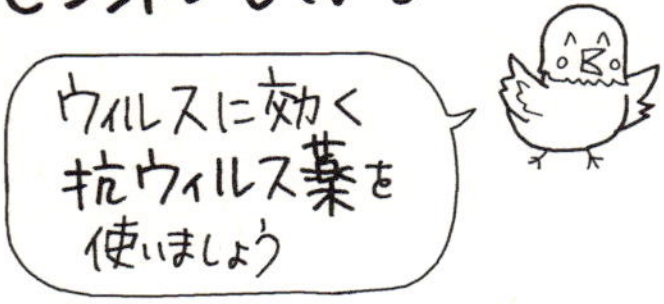
ウィルスに効く抗ウィルス薬を使いましょう

vs カビさん

普通は効かない。
競合する菌たちが
抗生物質で死んでくれるので
むしろ元気になることが多い

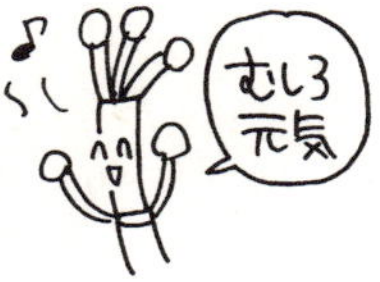
むしろ元気

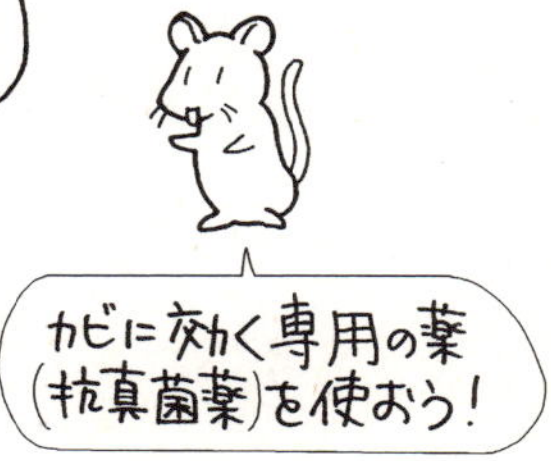
カビに効く専用の薬（抗真菌薬）を使おう！

抗生物質ができるまで。ペニシリン発見のキセキ

一番最初に発見された抗生物質はペニシリンです

1 ペニシリンを発見した
アレクサンダー・フレミングさんは
かたづけが苦手で
実験室はいつも雑然としてました

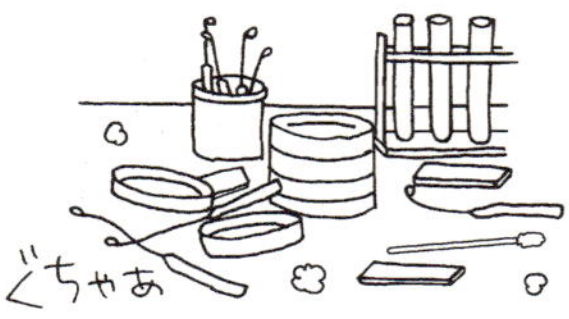
ぐちゃあ

2 ある日**適当に放置**していた
細菌（黄色ブドウ球菌）の培地を片付けようと
ふと見たら…… **カビ**
生えてるぅ―!!

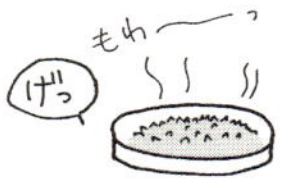
げっ
もわ〜〜っ

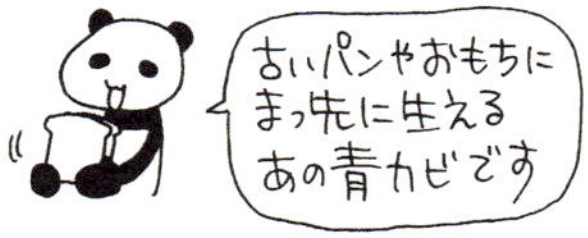
古いパンやおもちにまっ先に生えるあの青カビです

3 本来は黄色ブドウ球菌だけを
単独で育てないと実験できません。
青カビが混ざっちゃって**失敗**と言えます。

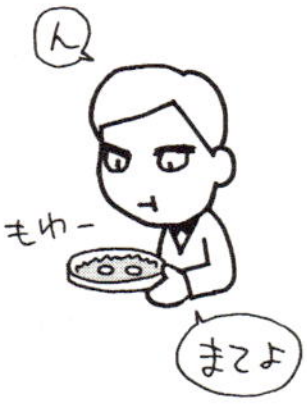
ん
もわー
まてよ

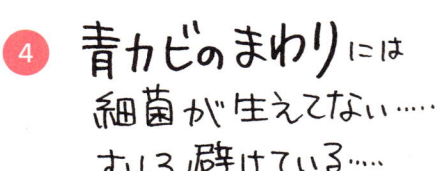

4 **青カビのまわり**には
細菌が生えてない……
むしろ避けている……

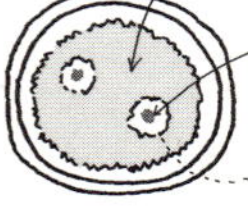
もわーっと生えた細菌
カビ
……カビのまわりだけ細菌が繁殖してない

5 青カビからは
細菌が繁殖するのを
防ぐなにかが
出てるんじゃないだろうか？

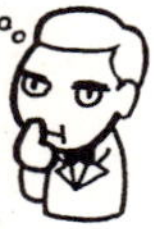

……とフレミングさんは考えました

6 この物質を
分離培養して
できたのが
「ペニシリン」です

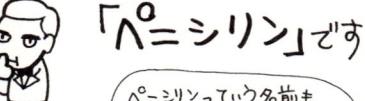

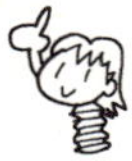
ペニシリンっていう名前も
青カビの学名
Penicillium notatum
からとってます

7 最初の原理さえわかれば あとは簡単で、
同じようなやり方で
いろんな種類の
抗生物質ができました

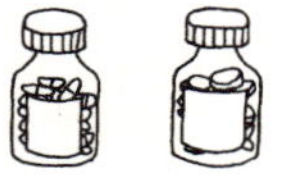
ペニシリン
ストレプトマイシン

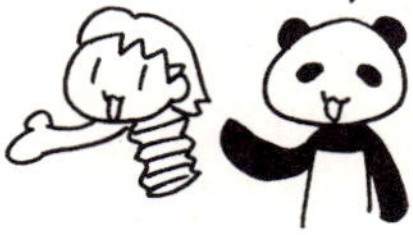
フレミング先生は1945年に
ノーベル生理学・医学賞を
とったよー
ペニシリンが効かなかった バイ菌にも効く
抗生物質が続々と開発されました

8 こうして細菌による病気はすっかり影をひそめました。
コレラもペストもチフスもめっきり見なくなりました。
結核で死ぬ人も激減しました。

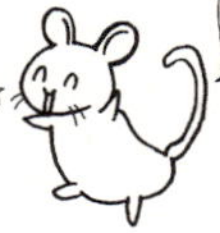
やったあー
これでネズミも
わるものじゃ
なくなったよー
ミ●キーにも
ピカチ●ウにも
なれるよー

9 人類は細菌に
うち勝った!!
結核にも勝った!!
……と思いきや。

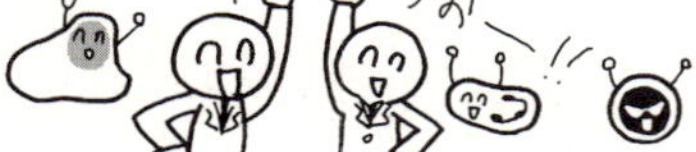
やったー
やったー
うおー

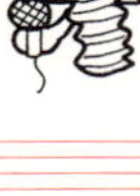
細菌たちはここで息たえることはなかった……!!
決してこのままでは終わらなかったのである……。
特撮
ナレーション風

進化する細菌 抗生物質が効かなくなる!?

くすりをマジメにのんでいる限り、細菌は倒せるようになったと先程書きました。では、**薬をマジメにのまなかった場合、**はたしてどうなるのでしょうか。

1

ゲホゲホ、
しぬー
のどの表面のアップ
ゆーい
うよ うよ

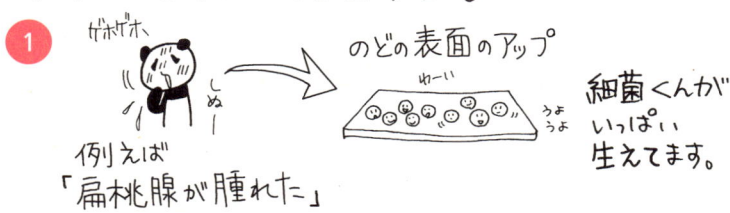

例えば「扁桃腺が腫れた」

細菌くんがいっぱい生えてます。

2 **抗生物質を使いました。**

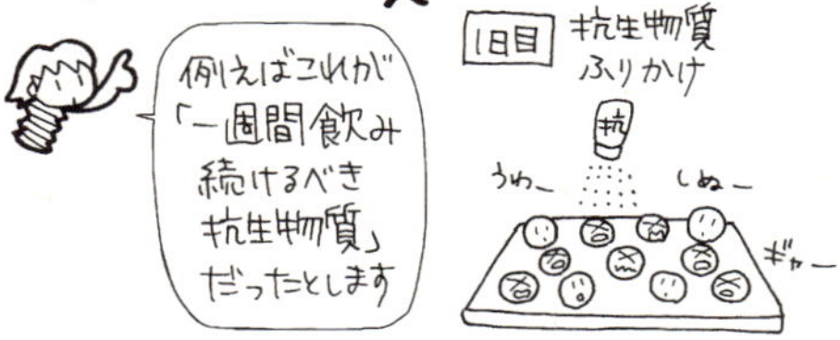
例えばこれが「一週間飲み続けるべき抗生物質」だったとします
1日目
抗生物質ふりかけ
抗
うわー
しぬー
ギャー

3

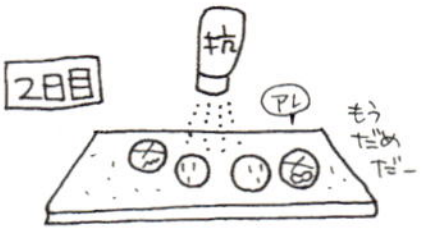
2日目
抗
アレ
もう だめ だー

さいきんくん、**かなり死にます。**

4 熱などの症状もちょっと楽になってきます

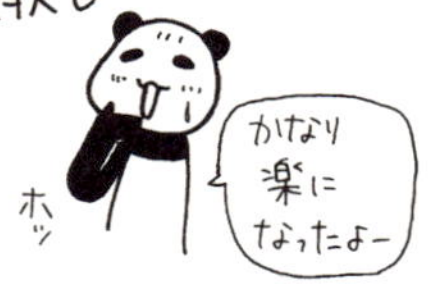
ホッ
かなり楽になったよー

5 ちょっと楽になってきたからって

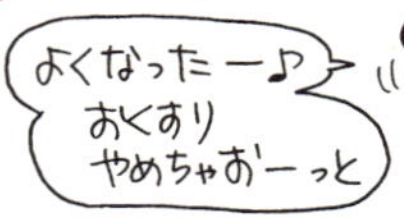
よくなったー♪
おくすりやめちゃおーっと

ポイ

ここで抗生物質をやめてしまうと……

6 生き残った細菌くんがいて

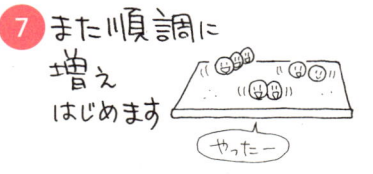

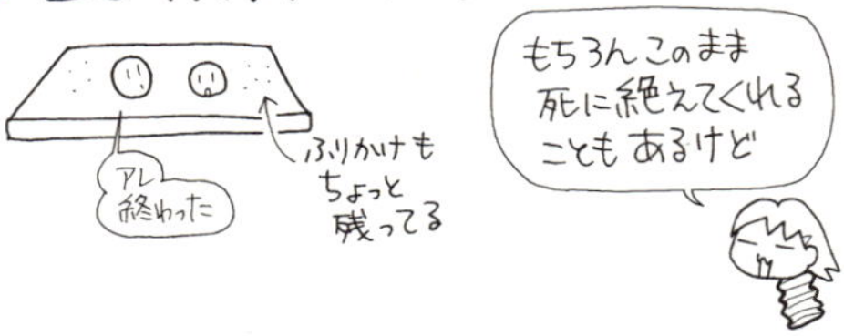
アレ終わった
ふりかけもちょっと残ってる
もちろんこのまま死に絶えてくれることもあるけど

7 また順調に増えはじめます

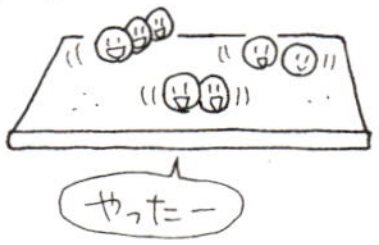
やったー

8 ぶり返します!!

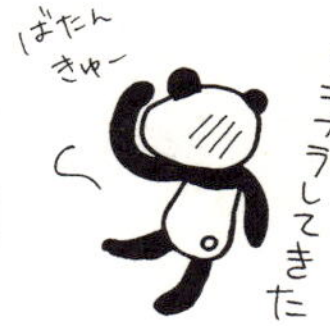
ばたん
きゅー
フラフラしてきた

9 あわててまた抗生物質を再開しても……

効かなくなってる!? うそーっ

10 抗生物質のふりかけがある環境に慣れて、

抗生物質に負けない
スーパー細菌に

進化してしまったのです!!

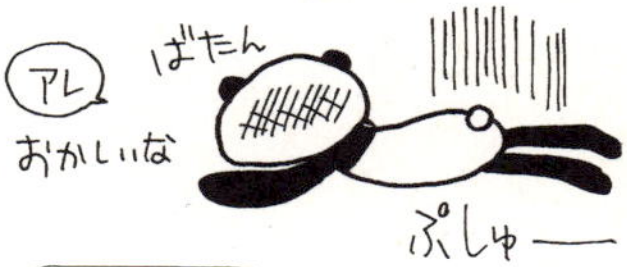
アレ
おかしいな
ばたん
ぷしゅ――

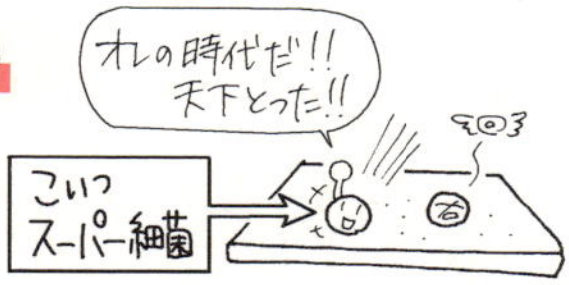
オレの時代だ!!
天下とった!!
こいつ
スーパー細菌

11 抗生物質が効かない

「耐《たい》生《せい》菌《きん》」のできあがりです。

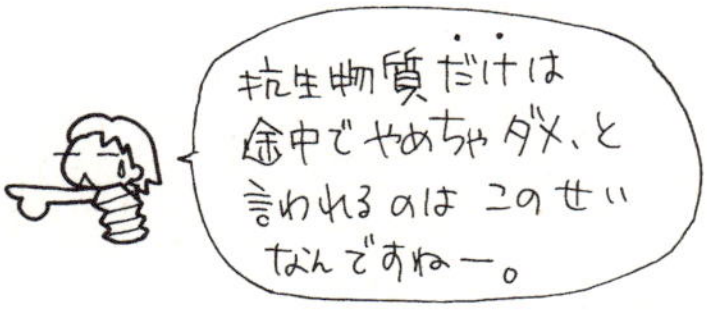
抗生物質だけは途中でやめちゃダメ、と言われるのはこのせいなんですねー。

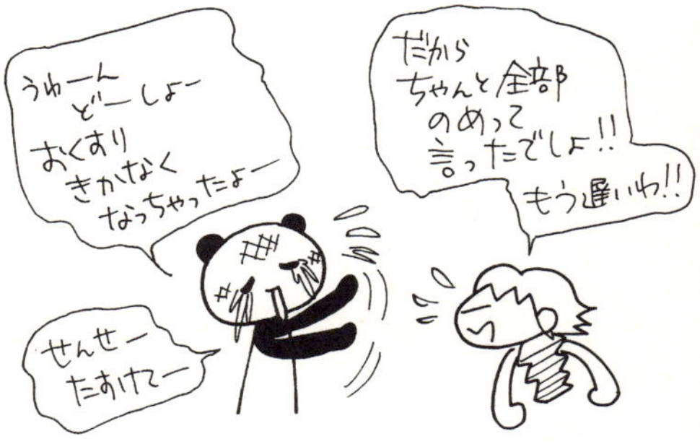
うゅーん どーしよー
おくすり きかなく なっちゃったよー
せんせー たすけてー
だから ちゃんと全部 のめって 言ったでしょ!!
もう遅いわ!!

※風邪薬でよく処方されるモノのうち

- せきどめ
- たんをやわからくする去《きょ》痰《たん》剤《ざい》
- 鼻水止め

} 途中でやめてもまあいいよ

- 抗生物質 ← これだけは途中でやめちゃダメ!!

12 他の抗生物質に変えてみて「効くかどうか」をみます

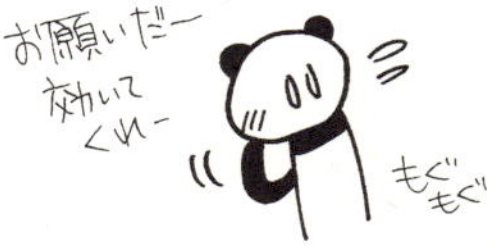
お願いだー
効いて
くれー
もぐ
もぐ

13 効かないと**また違う抗生物質**を試します。効くまでこれをくり返します。

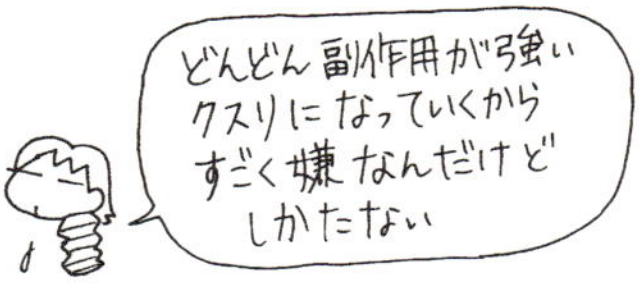
どんどん副作用が強いクスリになっていくからすごく嫌なんだけどしかたない

14 効くクスリがなくなったら**敗血症コース**です。死にます。

15 **世界中で** こんなことやってると しだいに

「元からペニシリンのきかない黄色ブドウ球菌」とか
「元からクラリスロマイシンのきかない淋菌」が

ふつうに街中に蔓延していきます **ピンチ!!**

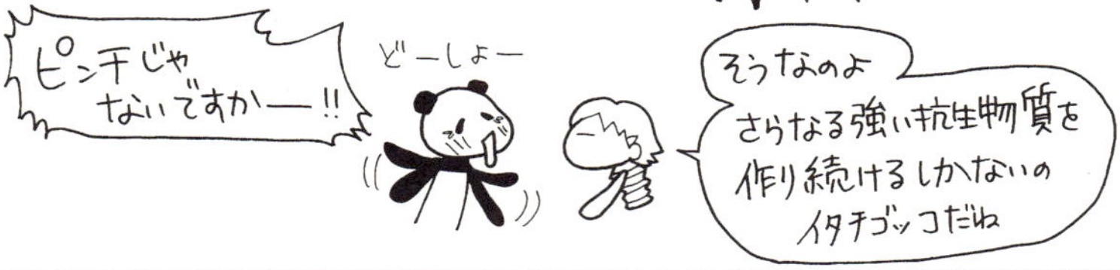
ピンチじゃないですかーー!!
どーしよー
そうなのよ さらなる強い抗生物質を作り続けるしかないの イタチゴッコだね

※ **スーパー淋菌**について

昔から歌舞伎町の淋菌はクラビット®が効きづらいと医者の間で言われていました。
そして!! 2010年、現存するすべての抗生物質が効かない淋菌が世界で初めて京都のファッションヘルスの女性から発見されました。スーパー淋菌と呼ばれ恐れられています……。

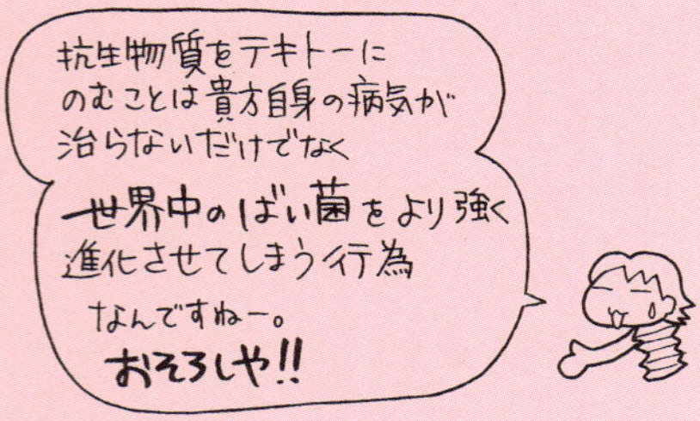
抗生物質をテキトーにのむことは貴方自身の病気が治らないだけでなく **世界中のばい菌をより強く進化させてしまう行為** なんですねー。 **おそろしや!!**

▷ **バイ菌は死なず。**
再び命をふきかえす……

一番わかりやすい例が **結核**です。

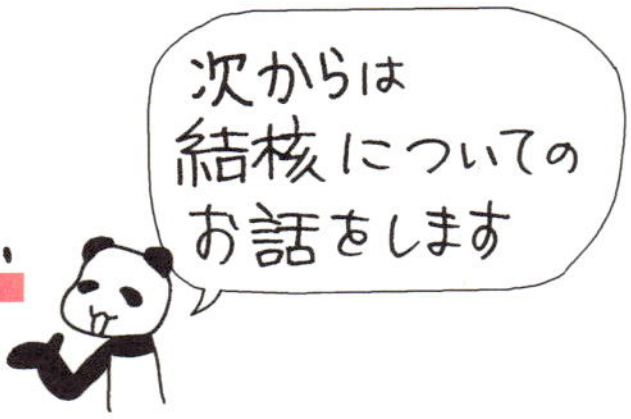
次からは結核についてのお話をします

Column

便器と手はどっちが汚い？

便器と手はどっちが汚いでしょう。「そりゃもちろん便器でしょ」と思いますか？　それとも「手はいろんな所にふれるし、実はすごく汚いのでは」と思いますか？　「スマートフォンやタブレットは便器よりも菌が多い」「吊革は汚いからさわりたくない！」なんて話も、よく聞きますよね。はたして本当にそうなのでしょうか？

まずは水洗便器について考えてみましょう。便器は陶器でできています。硬くて冷たいです。表面はツルツルです。常に水が流れることで、洗浄もされています。病原性微生物の養分になりそうな糖分もタンパク質も油分も、あまり付着していません。

それに対して、手は温かいです。表面の皮膚はでこぼこしているし、毛穴もあるし、養分になる皮脂がこってりと付着しています。細菌の繁殖には最高の環境です。

実際、水洗便器の表面をぬぐった綿棒と手の表面をぬぐった綿棒を細菌培地に塗りつけて培養すると、便器からはほとんど細菌が繁殖しないのに対し、手の表面からは数万もの細菌が繁殖するのを確認できます。便座の1cm ×1cm の面積には細菌が0.1～8.3個しか検出されない[*1]のに対し、手には1cm ×1cm の面積に39,000～4,600,000個もの細菌が付着していると言われています[*2]。細菌の「数」だけで言えば、手は便器よりもはるかに汚いのです。

では「手は汚い！　便器のほうが清潔！」と簡単に断言できるかというと、それもちょっと違いますよね。「便器のほうが汚いだろ。変な病気がうつりそうだし」という感覚が、私達にはあります。

便器は多くの人の大便や嘔吐物が集まる場所です。便やゲロ由来の、人間に害を引き起こす「病原性微生物」が存在している可能性が、他の場所よりもずっと高いのです。微生物そのものの数が少なくても、いったん体内に侵入されたら確実に発症するタイプのものもあります。便器にくっついている細菌の「数」自体はとても少ない、けれど「病気になる」ばい菌が存在している可能性は高い。例えて言うなら、人口は少ないのに悪者が多い、荒れた街のようなものだと考えればいいです。だから我々には「便器は汚い」という生理的嫌悪感が備わっているのです。

その一方で、手に生息するたくさんの細菌やカビの多くは、病原性がありません。人間と共生している「善玉」ばかりです。細菌の数は多くてもそんなに怖くありません。同じように例えるなら、住人は多いけど悪者はほとんどいない、良い人ばかりの街だと解釈できます。

もちろん、手はいろんな場所に触れますから、病原性微生物が偶然付着してしまう可能性もあります。それらを削ぎ落とすために、人間は手を洗うのです。「外出から帰ったら手を洗う」「食べ物を食べる前に手を洗う」「トイレの後に手を洗う」という習慣は、病原性微生物が体内に入る可能性を減らすための習慣なのですね。

出典：*1) http://www.johnson.co.jp/life/knowledge/toilet_zakkin.html より
*2) http://www.geocities.jp/dogcat1111122222/handwashing.html より

結核で死ぬということ

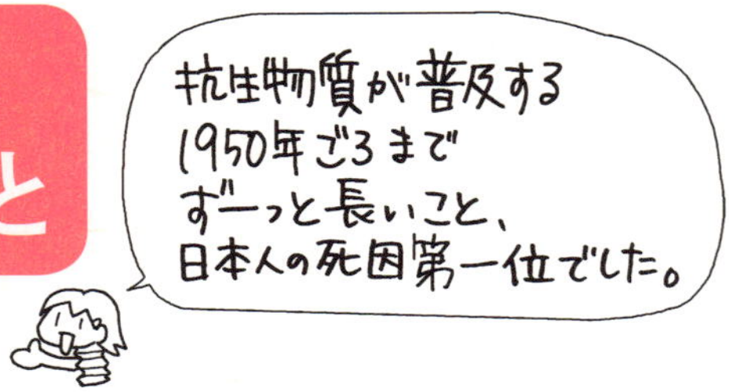
抗生物質が普及する
1950年ごろまで
ずーっと長いこと、
日本人の死因第一位でした。

1 結核菌

じたいはそこらへんに
フツーにいます

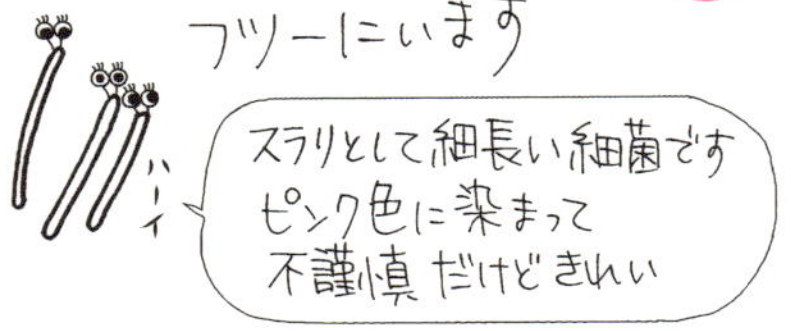
ハーイ
スラリとして細長い細菌です
ピンク色に染まって
不謹慎だけどきれい

2 吸い込まれます

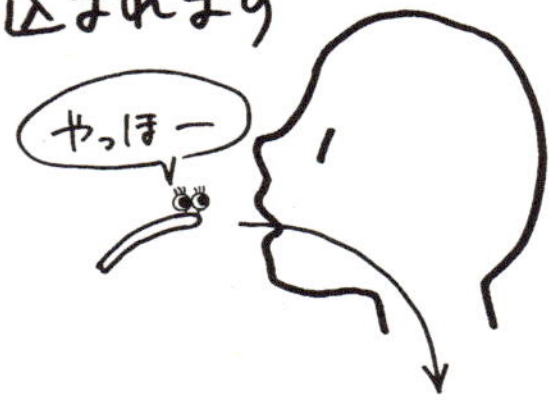
やっほー

3 肺のここらへんに
くっつきます

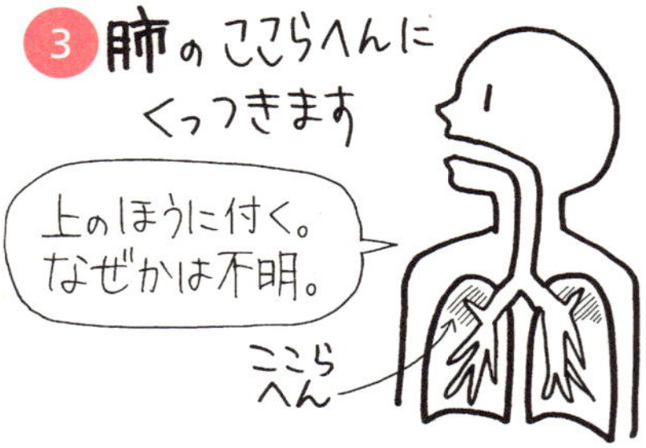
上のほうに付く。
なぜかは不明。
ここらへん

4 もちろん白血球たちが
寄ってきて
食べます

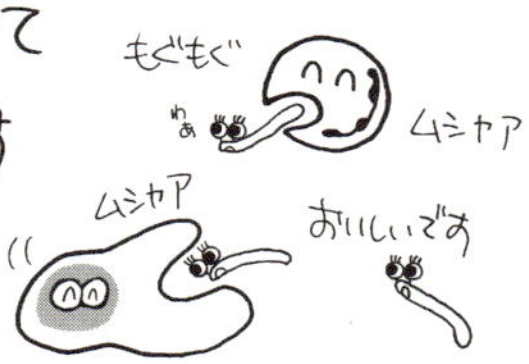
もぐもぐ
わあ
ムシャア
ムシャア
おいしいです

5 素直に食われます……が このままでは 終わりません!!

6

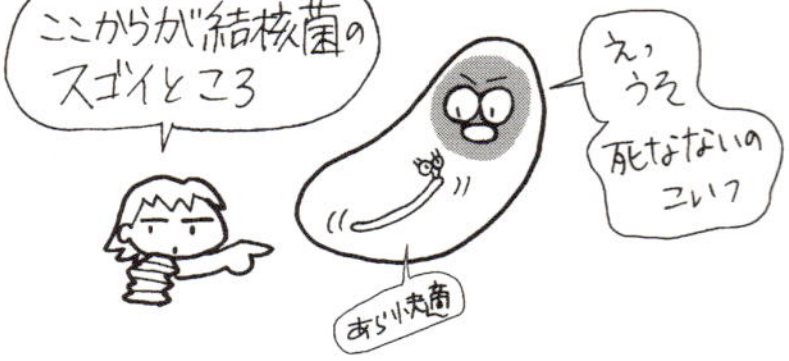
ここからが結核菌の
スゴイところ
えっ
うそ
死なないの
コイツ
あら快適

なんと! 結核菌は
いちばん体の大きい白血球
であるマクロファージの中で
殺されるどころか

ぬくぬくと暮らし始めます&
しかも増殖します

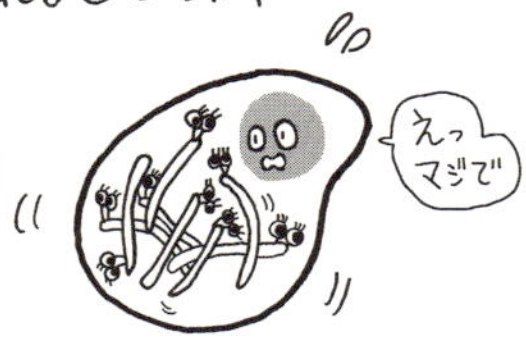
えっ
マジで

7 マクロファージは 一番大きい白血球で、
これより大きい戦士は いないので、とって食うこともできない。
周りはどーにも できません。

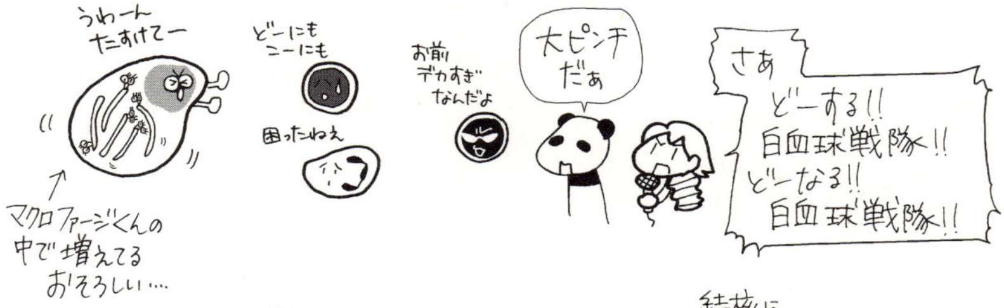
うわーん
たすけてー
マクロファージくんの
中で増えてる
おそろしい……
どーにも
こーにも
困ったねえ
お前
デカすぎ
なんだよ
大ピンチ
だぁ
さあ
どーする!!
白血球戦隊!!
どーなる!!
白血球戦隊!!

8 しかたないので 囲いこむ

他の元気な
マクロファージくんたちを集めて
さらに大きいおくるみを
作って 囲いこみます

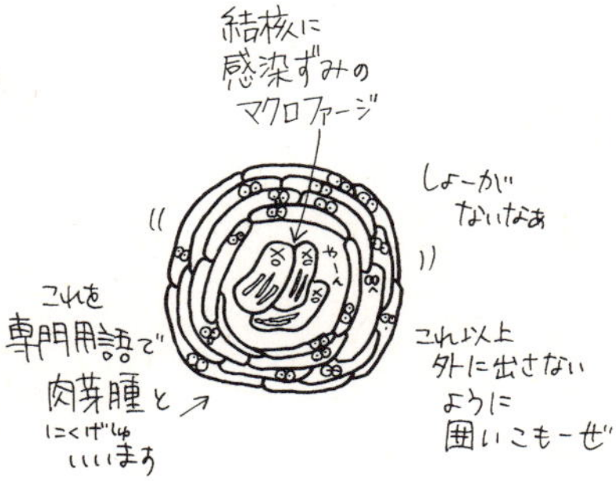
結核に
感染ずみの
マクロファージ
しょーがないなあ
やーん
これを
専門用語で
肉芽腫《にくげしゅ》と
いいます
これ以上
外に出さない
ように
囲いこもーぜ

9 上手くいけば おくるみの中で
マクロファージごと 死んでくれます

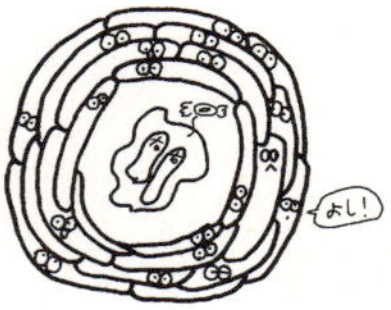
よし!

10

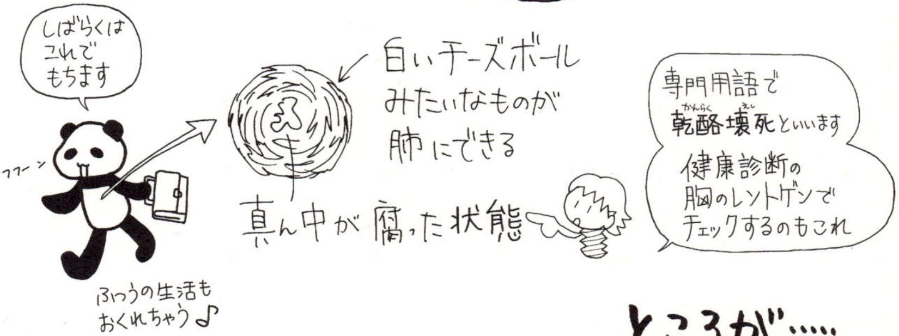
しばらくは
これで
もちます
フフーン
ふつうの生活も
おくれちゃう♪
白いチーズボール
みたいなものが
肺にできる
真ん中が 腐った状態
専門用語で
乾酪《かんらく》壊死《えし》といいます
健康診断の
胸のレントゲンで
チェックするのもこれ

ところが……

⑪ おさえきれず結核菌が生き残ってしまうと

しだいにおくるみが大きくなる
&中からおくるみを食っていって….

腐った中身がそパン!!

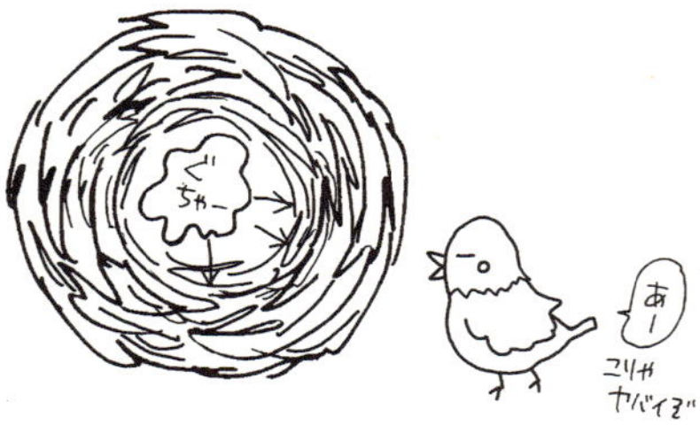
ぐちゃー
あー
コリャヤバイぞ

⑫ 大出血!!

パン!!
うわー

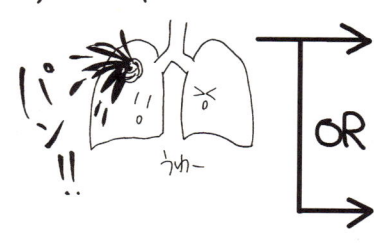

→ 肺に穴があいて
呼吸ができなくなり死にます

OR

→ ゲホッと血を吐いて
血が喉につまって
窒息で死にます

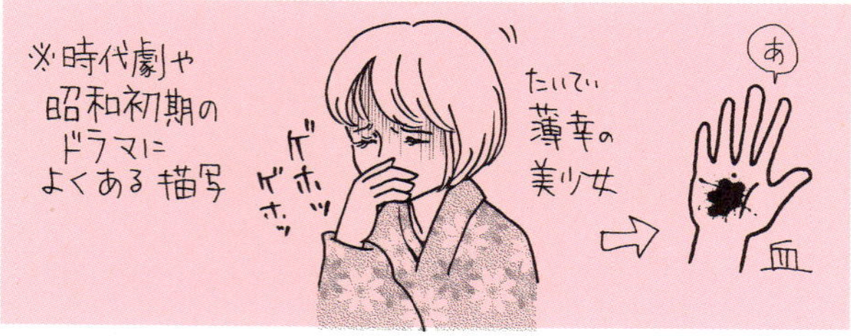
※時代劇や
昭和初期の
ドラマに
よくある描写
ゲホッ
ゲホッ
たいてい
薄幸の
美少女
あ
血

▷ 結核は長―――い
時間をかけて
我々を殺しに来ます。

結核はおくるみでキープする期間が長い

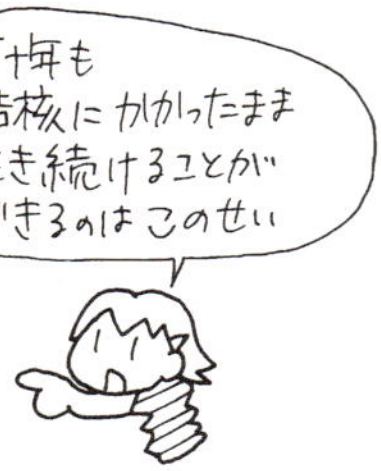
何十年も
結核にかかったまま
生き続けることが
できるのはこのせい

結核の特徴①

おくるみでキープしている間は、普通に動けるので

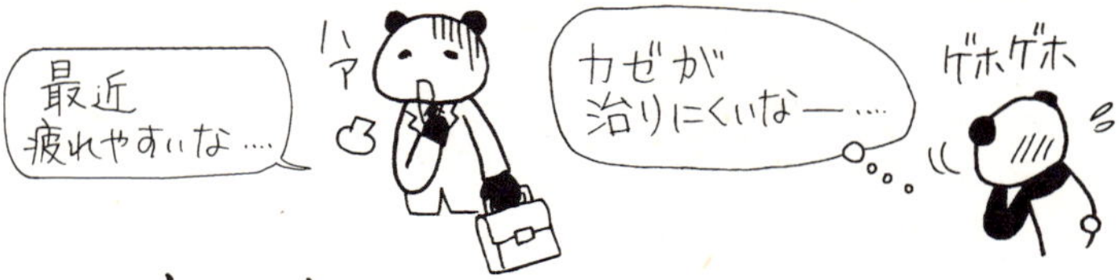
最近
疲れやすいな….
ハァ
カゼが
治りにくいな―…
ゲホゲホ

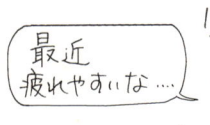

症状も**咳が出るくらい**なので
学校や職場にガンガン行ってしまいます
⇨ 気付かずまわりに広がりまくり
⇨ **集団感染じゃ―!!**

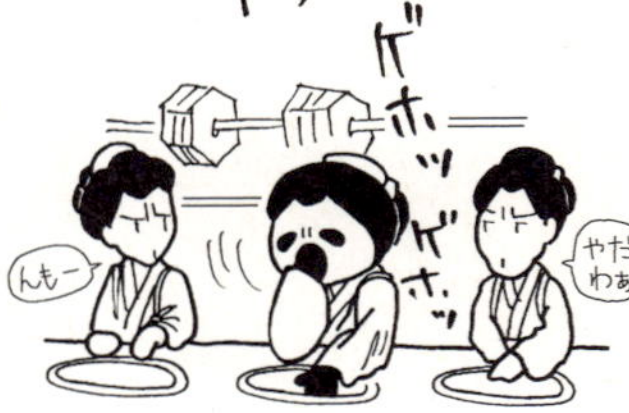
ゲホッゲホッ
んもー
やだわぁ

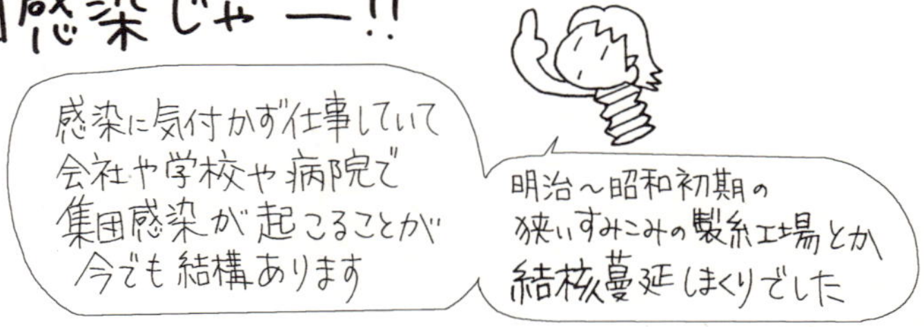
感染に気付かず仕事していて
会社や学校や病院で
集団感染が起こることが
今でも結構あります
明治～昭和初期の
狭いすみこみの製糸工場とか
結核蔓延しまくりでした

結核の特徴②

元気で免疫力が高いうちは**おくるみキープ**できてたのに、
年をとって免疫力が落ちてくると
キープしきれなくなった
⇨ 何十年もたってから
発症!!
というケース。とっても多いです。

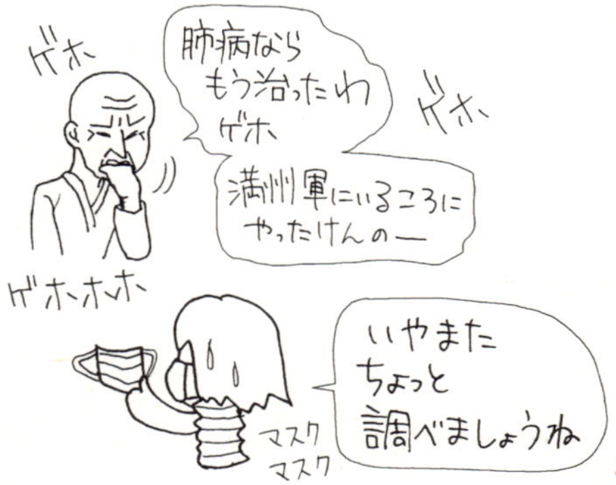
ゲホ
肺病なら
もう治ったわ
ゲホ
ゲホ
満州軍にいるころに
やったけんの―
ゲホホホ
マスク
マスク
いやまた
ちょっと
調べましょうね

太古からの治療法（迷信含む）

結核は紀元前の中国の古典や古代エジプトの絵画にも出てくる古い病気です。若くして死ぬ**理不尽**な病気なので、昔からさまざまな治療法が試されてきました。

古代ローマ

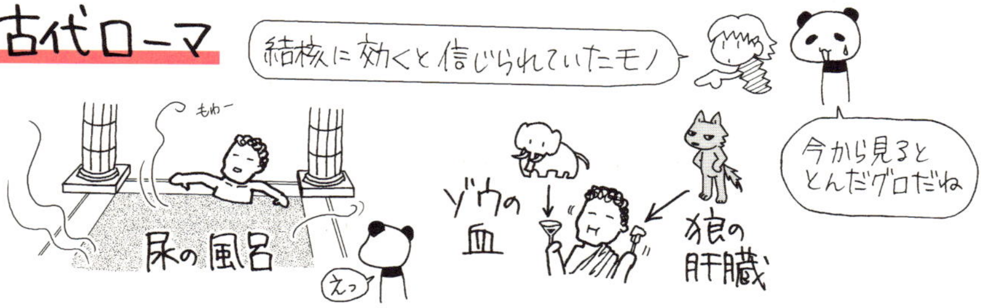
結核に効くと信じられていたモノ
もわー
尿の風呂
えっ
ゾウの血
狼の肝臓
今から見ると
とんだグロだね

昔のアラブ人

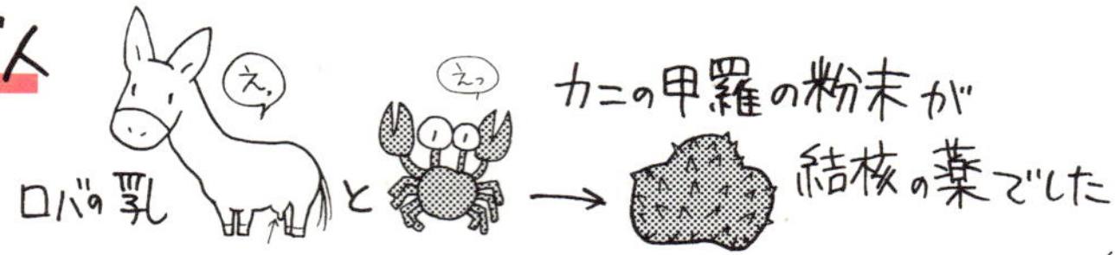
え、
えっ
ロバの乳
と
カニの甲羅の粉末が
結核の薬でした

中世ヨーロッパ

ローマやイギリスやフランスでは、
国王が結核の患者に「さわる」と
結核が治ると信じられていました
もちろん本当に治ったとは思いにくい……。

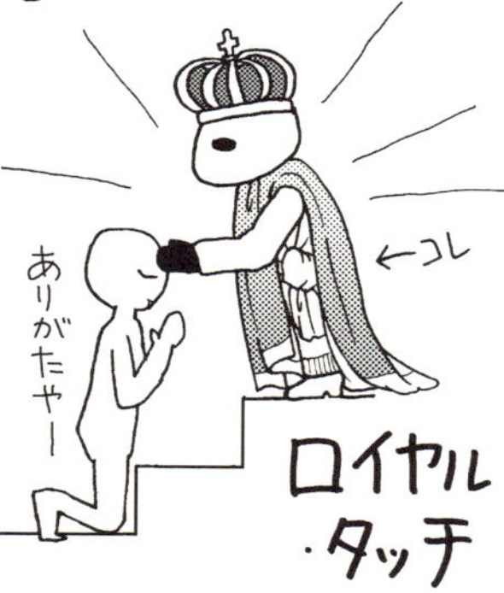
ありがたやー
←コレ
ロイヤル・タッチ

どれも**くだらない迷信だ**と切って捨てるのは**簡単**ですよネ。でも実際は多分そうじゃない。
有効な治療法がない時代に
おくるみでキープする期間を

できるだけのばすためには、
自分の免疫力とか総合的な体力を上げるというような
すげえふわふわした対策しかできなかったのです。
雲をつかむようなものでした。体力を上げるために

① 精のあるものや栄養がある（と思われる）ものを食わす
② とにかく体を休ませる
③「ありがたい」人、「元気がでる」に接する→気力をわかせる

などに意味があったのだと思います。
つーかそれくらいしかやることなかったの。
今から見ると非科学的でムダに思えることであったとしても。

そして②とにかく体を休ませるの最たる例が
サナトリウムでの転地療養でした。

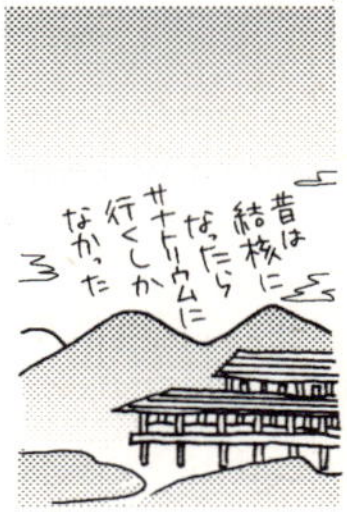

昔は結核になったらサナトリウムに行くしかなかった

となりのトトロの
お母さんも結核で
サナトリウムにいましたね……

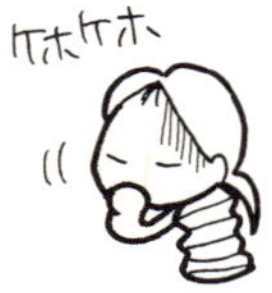

ケホケホ

感染した人を隔離できる＆
周囲にうつすのを防ぐことも
できるので、周りの人にとっても
都合がよかったのです。

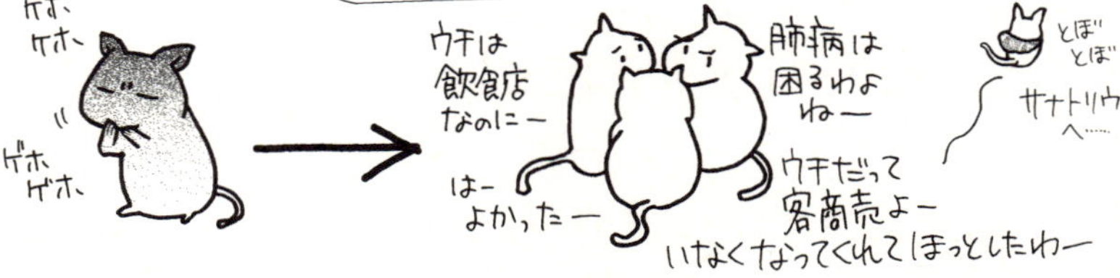

ケホ、ケホ、
ゲホゲホ、
ウチは飲食店なのにー
肺病は困るわよねー
はーよかったー
ウチだって客商売よー
いなくなってくれてほっとしたわー
とぼとぼ
サナトリウムへ……

Column

ネズミにまつわる怖い病気

西洋とくにヨーロッパでは、ネズミは病気をはこんでくる生物として有名でした。

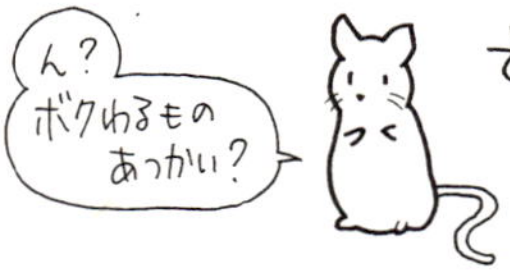

でも日本ではそーでもありません。なんでだろう？

日本ではネズミは眷属《けんぞく》(神の使者)とされていたり、米俵にネズミをあしらった置物が縁起物になるなどして、そこそこ愛されています。でもヨーロッパでは長い間、病気を運んでくる嫌われ者の動物でした。それはやはりペストのイメージからでしょう。

中世ヨーロッパのペスト、いわゆる「黒死病」は当時のヨーロッパの人口の1/3以上を奪っていったといいます。当時の人々の感じた恐怖と絶望は想像にかたくありません。いったんペストが流行した街は「ラザニアの層に挟まれたチーズのように」いたるところに死体が折り重なり、腐臭に満ち溢れていたといいます。その忌まわしきペストの原因がネズミとなれば、そりゃあドラえもんじゃなくても嫌いになるでしょう。まぁその割にはミッキー●ウスとかいますけどね。

さて、日本ではあまりペストが流行ったという話を聞きません。日本にもネズミはいます。ノミもいます。なぜ日本ではペストは流行しなかったのでしょうか？　それは、いくつかの幸運と、いくつかの人智によるものです。

中世ヨーロッパでペストが流行ったのはそもそも原因がわかっていなかったことによります。空気感染ではないか、水からの感染ではないかと対策はとられたものの、根本的に間違っているのですから全く対策にはなっていません。最も有効な対処手段は「健康な人の隔離」つまりペストの流行する街から一目散に逃げ出すか、屋内にひきこもることだったと言います。

当時の日本は、ある意味「国全体が隔離」されているようなものでした。島国なので、まず陸路で渡ってこられるネズミはいません。島国万歳。船に乗ってくるネズミもいましたが、鎖国をしていたため船そのものの数が少なく、流行には至らなかったようです。

明治の開国により、1899年にペストも日本へ初上陸しました。幸運なことに、そのときはすでに「ペストはネズミ→ノミ→ヒトのルートで感染する」と解明されていました。ときの明治政府は、「ネズミを1匹5銭で買い上げる」という対策を実施しました。いったん野生のネズミにペスト菌が渡ったら、もうほとんど撲滅は不可能になります。ペスト菌の流出をなんとか「家ネズミ」の範囲で食い止めるために行われたこの政策は功を奏し、ペストは大流行に至りませんでした。1926年以降、日本ではペストは発生していません。また、ケオプスネズミノミという、ペスト菌を運びやすいノミがもともと日本に生息してなかったことも、日本でペストが流行しなかった一因と言えます（現在は都市部に少し生息する程度だそうです）。

日本の野生ネズミにペスト菌が蔓延するのを食い止めることができた当時の明治政府の公衆衛生は、実に素晴らしいものです。どれだけの人命を助けたことになるのか、見当もつきません。人知れず日本を救っているヒーローって、実在するんですね。

今の結核の治療

1 現在でも排菌してる（他人にうつすことができる）場合は
隔離病棟へ
強制入院になります

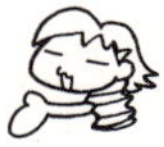
このせいで会社クビになっちゃったりします。今でもね。社会的問題はまだまだ多いです

2 結核用の抗生物質（抗結核薬っていう）を

4種類あわせ技 ⇒ 2ヶ月間その後
2種類あわせ技 ⇒ 4ヶ月間のむ。長い！

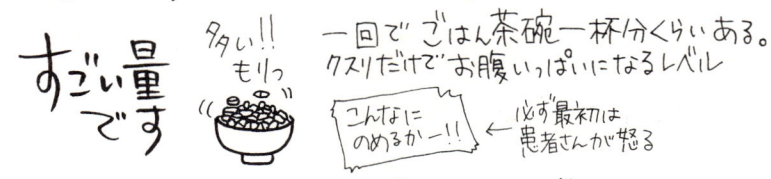

すごい量です

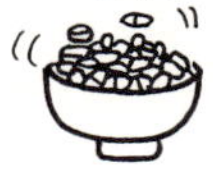
多い!!
もりっ

一回でごはん茶碗一杯分くらいある。
クスリだけでお腹いっぱいになるレベル

こんなにのめるかー!! ← 必ず最初は患者さんが怒る

だからといって真面目にのまないと薬剤耐性菌になっちゃう。
これはマジで死ぬ。

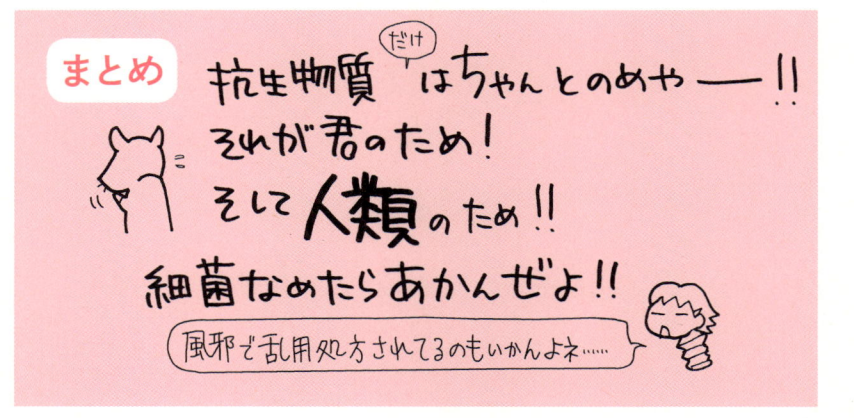

まとめ

抗生物質（だけ）はちゃんとのめやーー!!
それが君のため！
そして人類のため!!

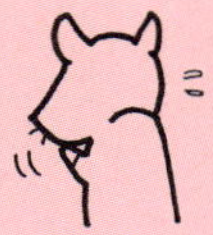

細菌なめたらあかんぜよ!!

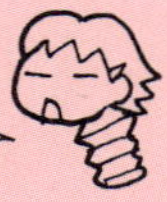
風邪で乱用処方されてるのもいかんよネ……

ウィルスという生きもの

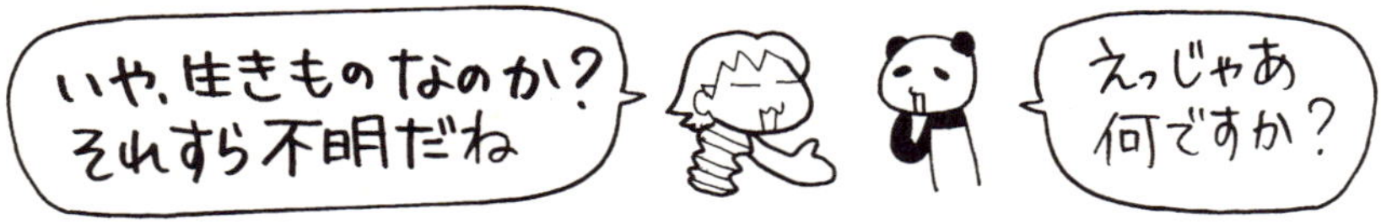
いや、生きものなのか？
それすら不明だね
えっじゃあ
何ですか？

うーん、生きものと物質のあいだって感じ。

塩基配列のかたまりです。

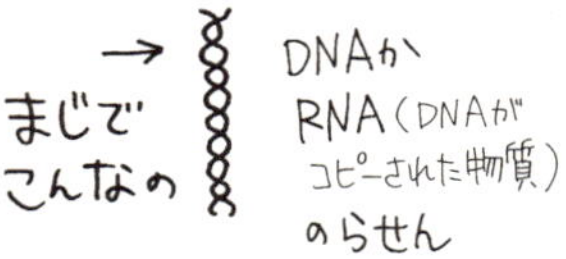
まじで
こんなの
DNAか
RNA（DNAが
コピーされた物質）
のらせん

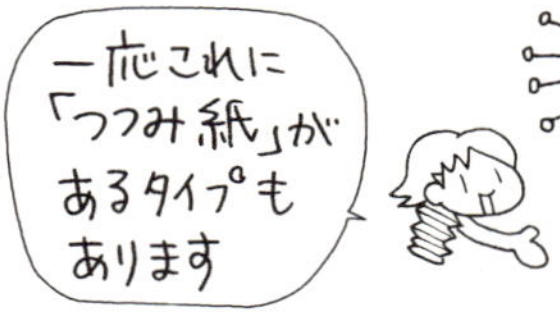
一応これに
「つつみ紙」が
あるタイプも
あります

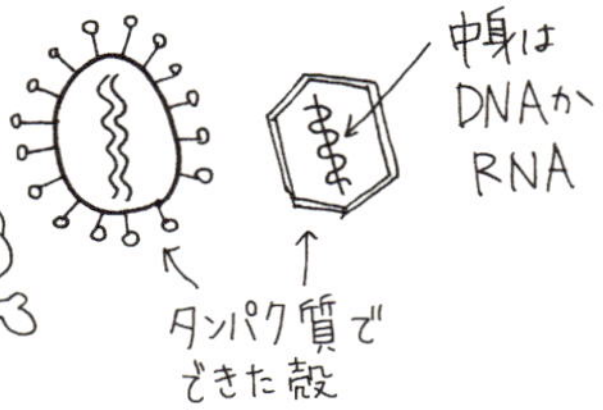
中身は
DNAか
RNA
タンパク質で
できた殻

ウィルスたちの生き方。

1 まずテキトーな細胞をえらびます。

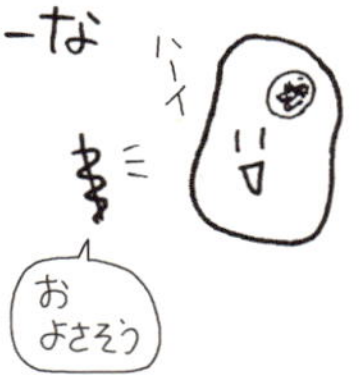
ハーイ
お
よさそう

2 なんとかして細胞の中に入りこみます。

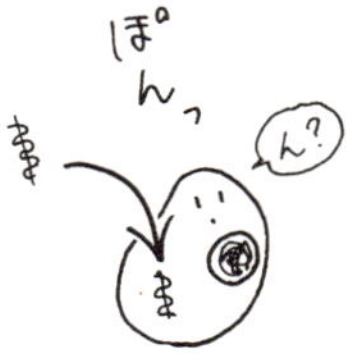
ぽんっ
ん？

3 細胞の中でDNAやRNAを作っている工場に**こっそり潜入**します。

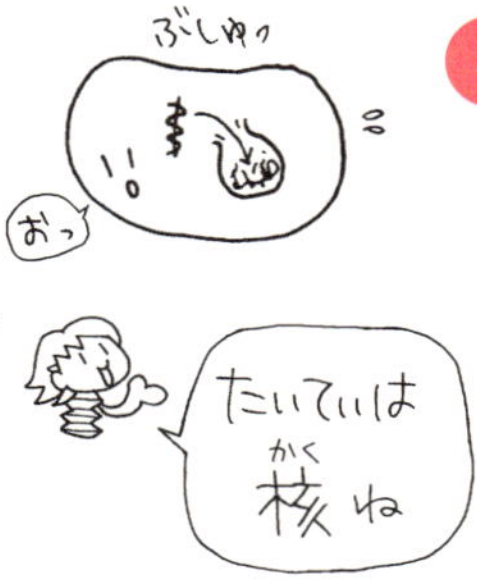
ぶしゅっ
おっ
たいていは
核《かく》ね

4 **自分をコピー**して**いっぱい**作らせます。

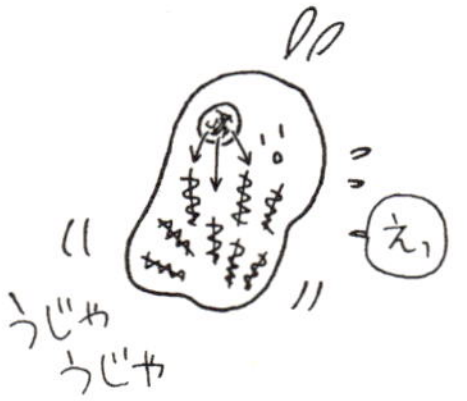
えっ
うじゃ
うじゃ

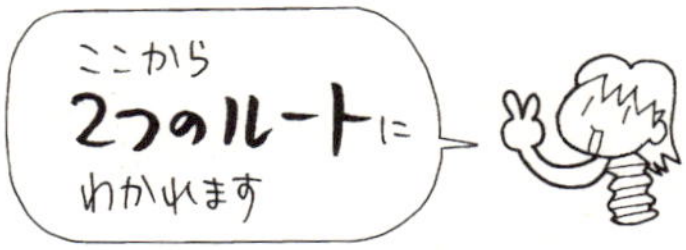
ここから
2つのルートに
わかれます

5 細胞死亡ルート

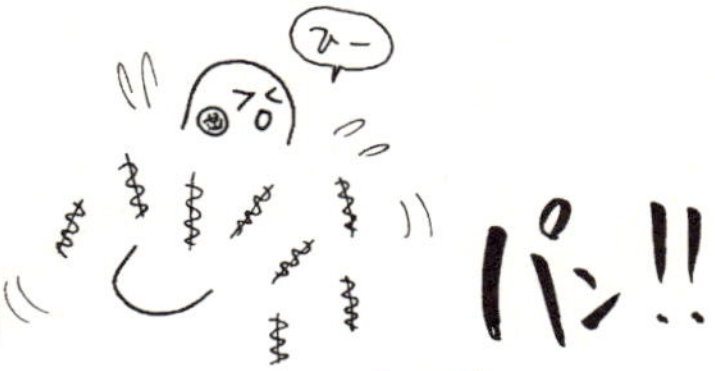
ぴー
パン!!

ウィルスが増えすぎて寄生された細胞が破裂して
死にます。

肝臓の細胞にすむウィルス（例えばC型肝炎ウィルスとか）ならば
肝細胞が死にます。
肝細胞が死にまくったら肝機能がなくなる、つまり
肝臓が死にます。
肝臓が死んだらヒトは死にます。

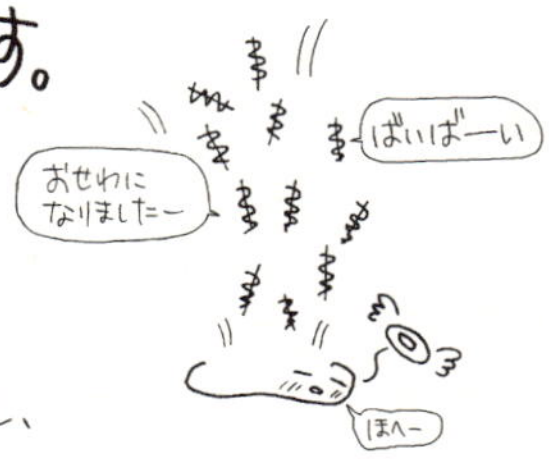
おせわになりましたー
ばいばーい
ほへー

6 ウィルスたちは
自由にはばたきます。
体内の別の細胞にまた宿るもよし、
他人にうつるもよし。

5′ 細胞生存ルート

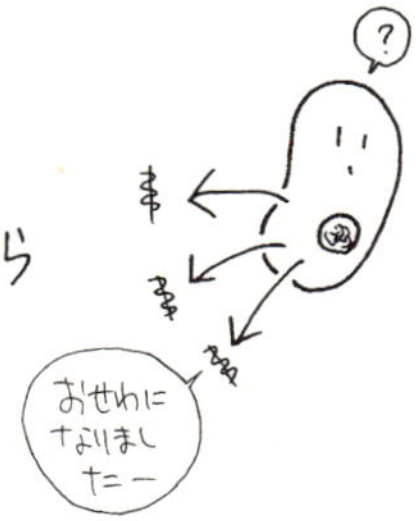
?
おせわになりましたー

ウィルスがある程度増えたら
何事もなかったように
外へ出ていきます

6′ こうなると長〜い間人類との共生に入ります。

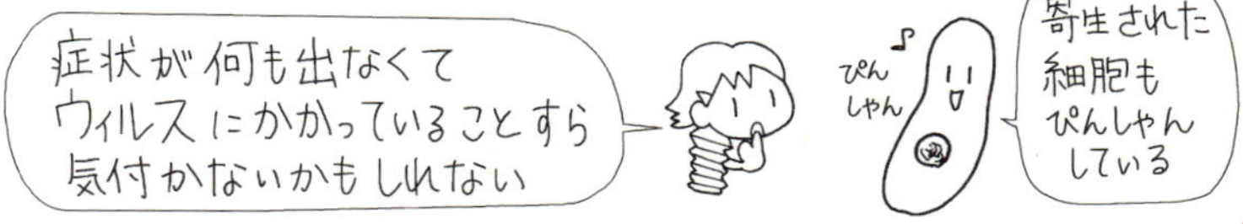
症状が何も出なくて
ウィルスにかかっていることすら
気付かないかもしれない
ぴんしゃん
寄生された
細胞も
ぴんしゃん
している

星の数ほどあるウィルス☆☆

・水ぼうそう ・はしか ・風疹 ・肝炎ウィルス（A型～E型）
・ヘルペス ・ポリオ ・おたふくかぜ
・HIV（エイズの原因になるウィルス）
・SARS ・天然痘 ・狂犬病 ・デング熱
・黄熱病 ・エボラ出血熱
・よくあるのどの風邪
・よくあるお腹の風邪 etc……

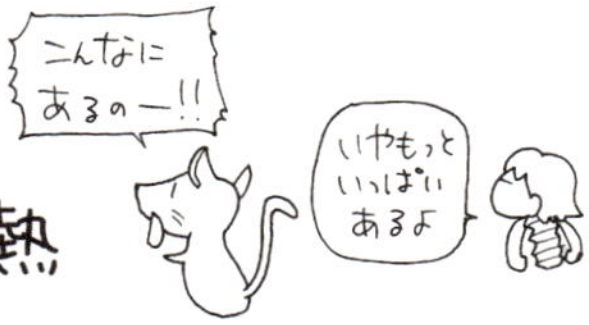
こんなにあるの―!!
いやもっといっぱいあるよ

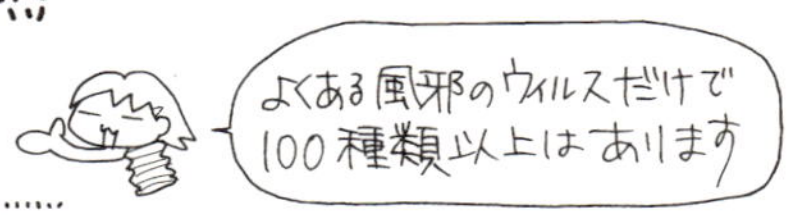
よくある風邪のウィルスだけで100種類以上はあります

Column よくある風邪ってなんじゃらホイ

「風邪」という特定の病気はありません。くしゃみや咳や鼻水などの症状を出して、一週間くらいで勝手に治るような病気のことを総称して「かぜ症候群」と呼んでいます。多くの場合、それらは名もないアデノウィルスの亜種や、名もないライノウィルスの亜種に感染して、上気道（鼻やのど）に炎症を起こしている状態です。鼻汁・咽頭痛・発熱・倦怠感などを起こしますが、特に何事もなく一週間くらいで軽快します。

コホンと咳が1つ出たとして、そこで外来を受診したとします。その咳は「結核の1回めの咳」でしょうか、「かぜ症候群」でしょうか。もちろんその症状だけでは判別つきませんので、気管支鏡で痰をとって、培養して顕微鏡で観察を……。いやーそんなことやっていられませんよね。患者さんだってたまりません。

そもそも、「かぜ症候群」を引き起こすような無数のウィルスに対する薬は存在しません。よって、ウィルスの名前を特定することに意味はないのです。もちろん、ウィルスのDNA型を調べるような高額の検査をすれば原因ウィルスを特定できます。でも、それを調べたところで治療方法は存在しませんし、多くの場合、検査結果を待っているあいだにその風邪は自然に治ってしまいます。

医者はとりあえず症状を緩和する薬を一週間分くらい出すでしょう。そして言うのです。「薬がなくなっても調子が悪かったら、また来てくださいね」。かぜ症候群ならば一週間くらいで良くなります。良くならないってことは……、名もないウィルスによる「よくある風邪」じゃなくて、何か有名で重大な病気かもしれません。次のステップ＝詳しい検査の必要が出てきます。だから医者は「よくならなかったら、また来てくださいね」と言うのです。普通の客商売の「毎度あり～。次もまたごひいきに～」とは、意味合いが少し違うのです。

皆さんが知ってそうな有名どころだけあげても
これくらいあります。
そして基本的にウィルスには**薬**が効きません。

□え、ウィルスの特効薬ってないの？

～～＞まだ見つかってません!!

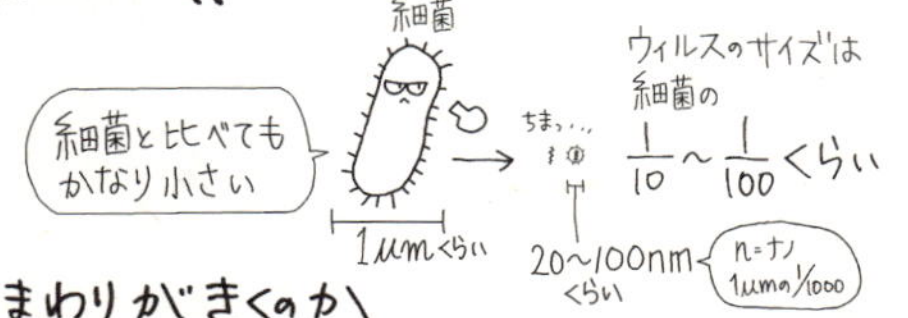
細菌
細菌と比べてもかなり小さい
ちまっ…
1μmくらい
ウィルスのサイズは細菌の $\frac{1}{10}$～$\frac{1}{100}$くらい
20～100nmくらい
n=ナノ
1μmの1/1000

理由1　サイズが小さすぎる

理由2　サイズが小さいゆえにこまわりがきくのか

しょっちゅうDNAが変化する。

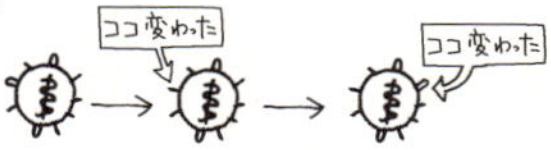
ココ変わった
ココ変わった

進化も早くて毎年構造が組みかわったりする。

つきあいきれん。

理由3　よって種類もめちゃくちゃたくさんできる

理由4　よってせっかく作ったクスリもあっという間に効かなくなっちゃったりする

理由5　人間の細胞の中で増殖するので攻撃がしづらい。攻撃すると人間の元の細胞も死んじゃう

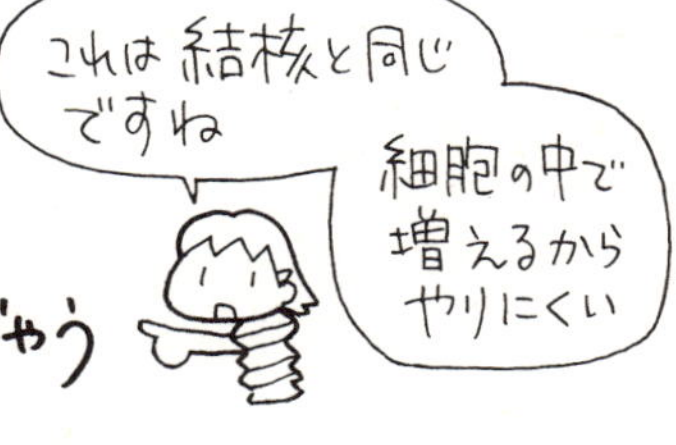
これは結核と同じですね
細胞の中で増えるからやりにくい

のでうかつなものは作れない

そんなこんなで細菌に対する抗生物質のような

ウィルスに対する特効薬はいまだ作られていません。

～～＞多くのウィルス感染症は自力で治すしかありません。

～～＞「有名どころ」だけは研究して薬をつくっている状態です。

インフルエンザウィルス
HIV（エイズ）
ヘルペスウィルス
C型肝炎ウィルス
あたりだけは 一応 クスリがある

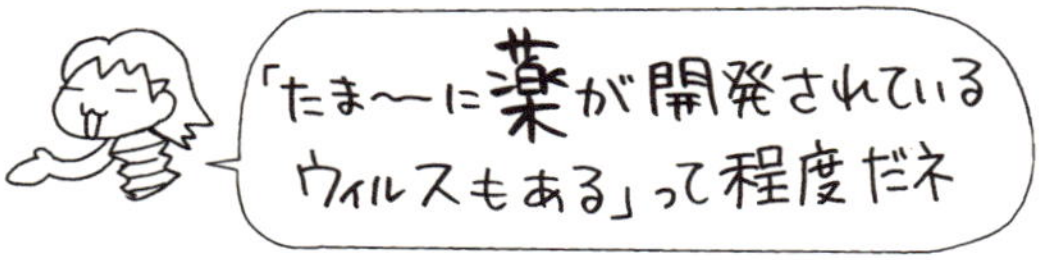
「たま〜〜に薬が開発されているウィルスもある」って程度だネ

が、それでも！

薬でウィルスをゼロにすることはできません。
増殖の勢いをおさえるだけです。

ウィルスを完全にゼロにする薬を作れたら、ノーベル賞とれます。

▷やばいじゃん。どーやってウィルスと戦うの？

1 ウィルスに寄生された細胞は
自分で異常に気付くことができます

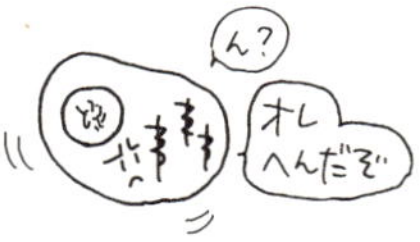
ん？
オレ
へんだぞ

2 **白血球戦隊**にヘルプを出します

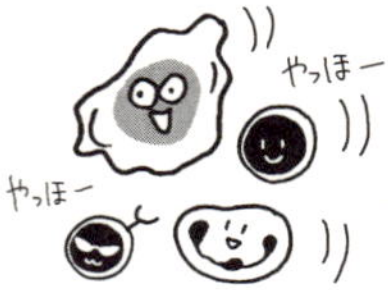
やっほー
やっほー

もちろん
やってくる

3 ここからはスピード勝負です。放っておけば、細胞は破裂してウィルスをばらまきます。そうなる前に、
細胞ごとウィルスを殺すしかありません。

白血球戦隊は泣きながら
ウィルスに感染した同胞を
殺していきます。

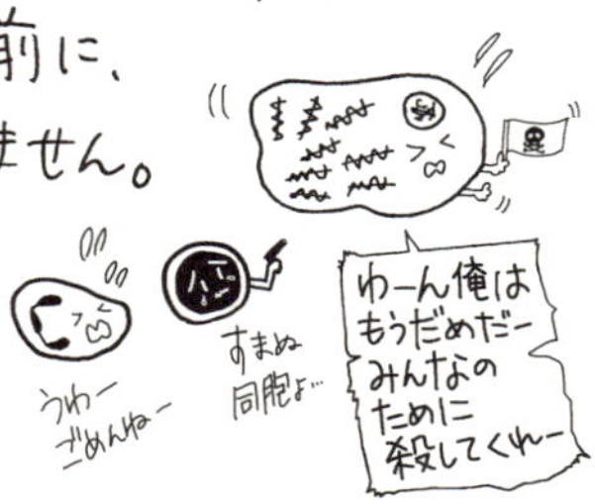
うわー
ごめんねー
すまぬ
同胞よ…
ゆーん俺は
もうだめだー
みんなの
ために
殺してくれー

4

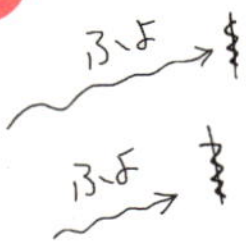
ふよ
ふよ

その一方で、獲物をもとめて
血液の中をふよふよ単体で
ただよっているウィルスもいます

5

血中のウィルスはサイズが小さすぎるので、
敵をとって食う部隊が
そのままウィルスをとって食うことができません。

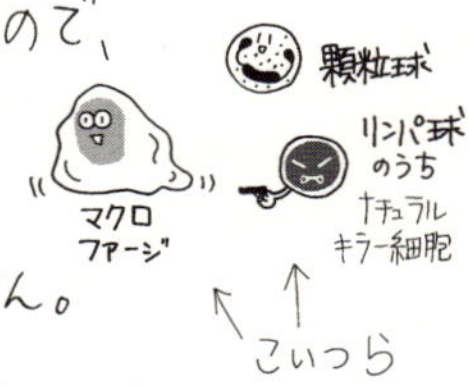
顆粒球
マクロファージ
リンパ球のうち
ナチュラルキラー細胞
こいつら

わかりやすい目印をウィルスにくっつけて
目印ごととって食うという作戦をとります

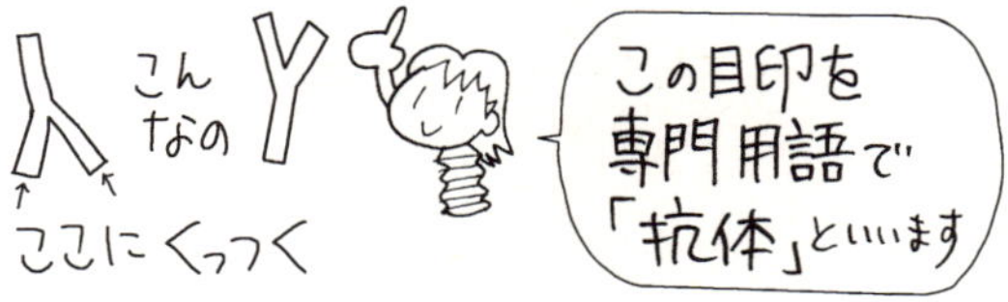
こんなの
ここにくっつく
この目印を専門用語で「抗体」といいます

6

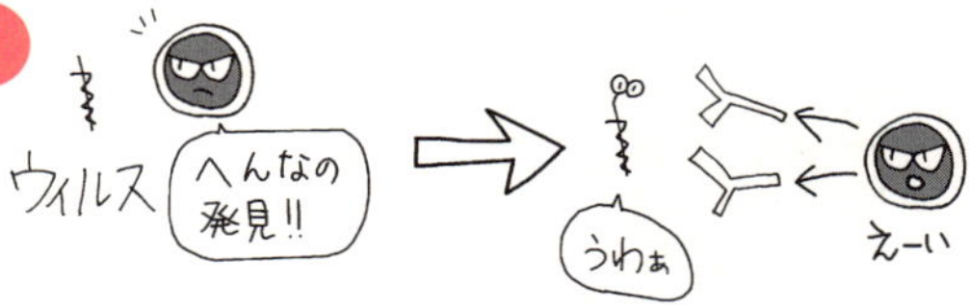
ウィルス
へんなの発見!!
うわぁ
えーい

目印（抗体）を作って
投げつける

この抗体を作るまでに
数日かかります

7

目印（抗体）のくっついた

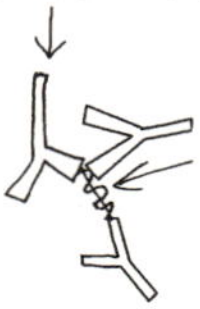

ウィルスなら

白血球戦隊も食える!!

8

むしゃむしゃ食う

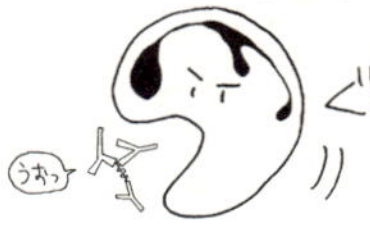
うわっ
ぐわっ

……という方法で
排除します。

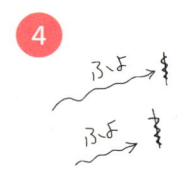

このウィルス発見!⇨抗体を作る⇨抗体量産
⇨抗体がウィルスにくっつく⇨むしゃむしゃ.

の過程には **早くても2~3日** かかります。

へたすると **1~2週間** かかります。

病原性の高いウィルスだと、この2~3日さ耐えきれず **死にます。**

例
- エボラ出血熱
- 天然痘
- 狂犬病 etc

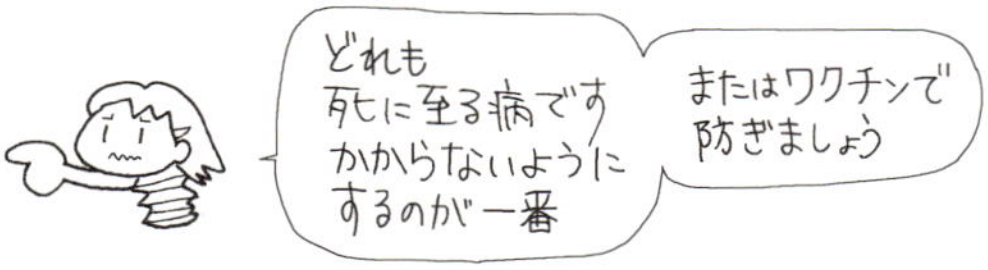
どれも
死に至る病です
かからないように
するのが一番
またはワクチンで
防ぎましょう

体力のない人(子供・老人・妊婦さん) は
病原性の低い弱いウィルスでも
この2~3日さ耐えきれないことがあり、これまた **死にます。**

例
- よくあるインフルエンザ
- ノロウィルス
- はしか etc

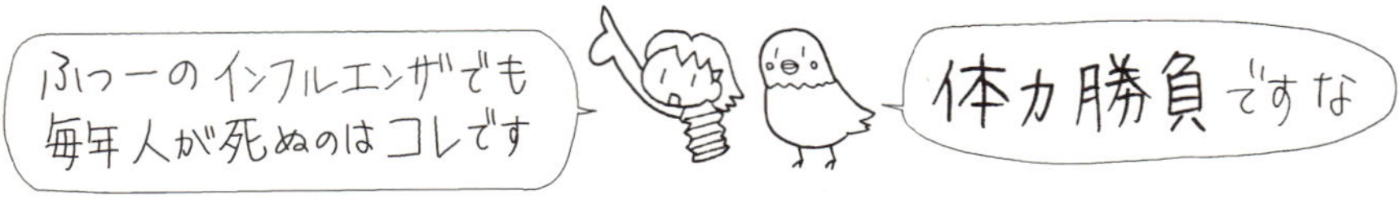
ふつーのインフルエンザでも
毎年人が死ぬのはコレです
体力勝負ですな

ウィルスにかかってしまったら、**自分の体力のみで**
戦うしかありません。

⟶ **体力のない子供・老人・持病のある人・貧困層ほど**
死んでしまいます。たちうちできません。

▷じゃあどーせいっていうんじゃ!!

人類絶滅しちゃうじゃんー

いや白血球戦隊もちゃんと考えておる

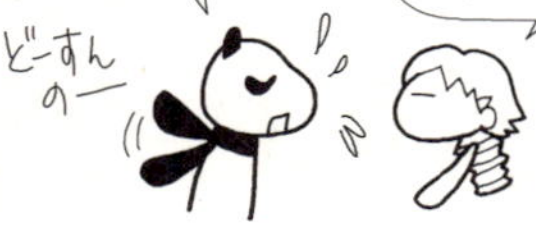
どーすんの一

以前かかったことがあるウィルスだったら、この抗体を即座に大量生産することができます。

1 見付けしだい ⇒ 2 すぐ抗体作る! ⟶ 3 食う!!

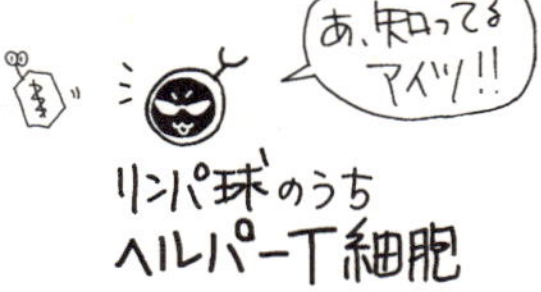
あ、知ってるアイツ!!
リンパ球のうち
ヘルパーT細胞

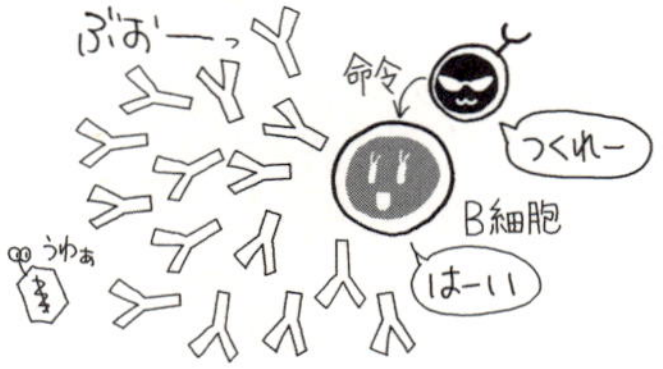
ぶおーーっ
命令
つくれー
B細胞
はーい
うわぁ

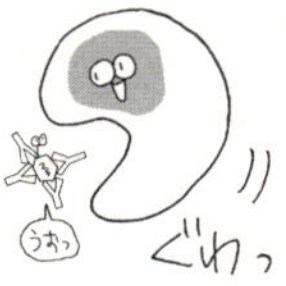
うおっ
ぐわっ

これを専門用語で「免疫がある」とか「免疫がついてる」と言います

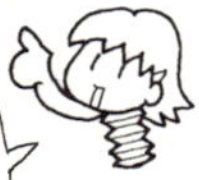

ウィルス感染 ⇒ ウィルスの爆発的な増加 ⇒ 発症!!を防ぐことができるのですね。

ここを止める

でも「以前かかった」って言ってもー1回目で死んじゃったらどーすんの

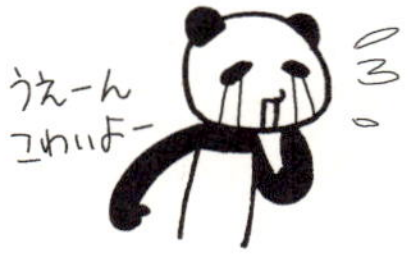
うえーん
こわいよー

そう。そこでワクチンですよ!!

「かかる前」ならワクチンで予防できるのだ

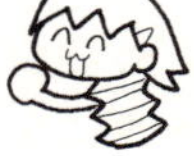

インフルエンザウィルス

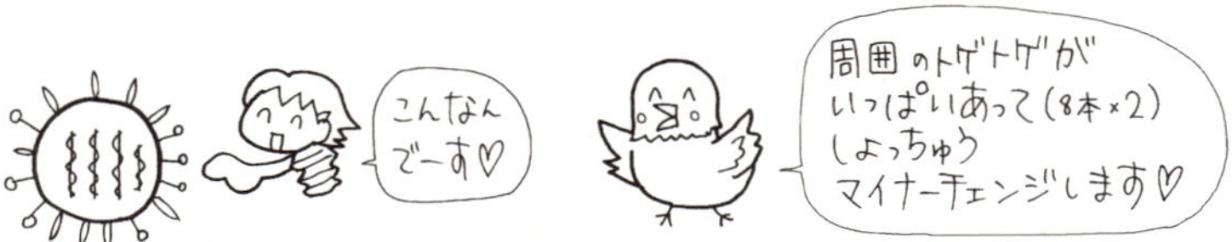
こんなんでーす♡
周囲のトゲトゲがいっぱいあって（8本×2）しょっちゅうマイナーチェンジします♡

新しい型《かた》ができるたびに世界じゅうで流行《はや》り、
世界じゅうでたくさんの人を殺します

〜インフルエンザ殺戮の歴史〜

スペイン風邪（1918〜1919年）……6億人感染、5000万〜1億人死亡

地球上の人類約3分の1が感染した

アジア風邪（1957年）……100万人死亡

香港風邪（1968年）……50万人死亡

新型インフルエンザ（2009年）……14286人死亡

↑メキシコの豚インフルエンザから世界じゅうに流行した。覚えてる方も多いのでは？

Q なんで新しい型ができるの？

1 インフルエンザは鳥 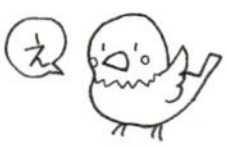 や豚 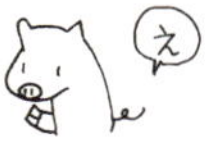 もかかります

2 鳥や豚が2種類のインフルエンザウィルスに同時感染して
鳥や豚の体の中で混ざって
新型が生まれる
と言われています。

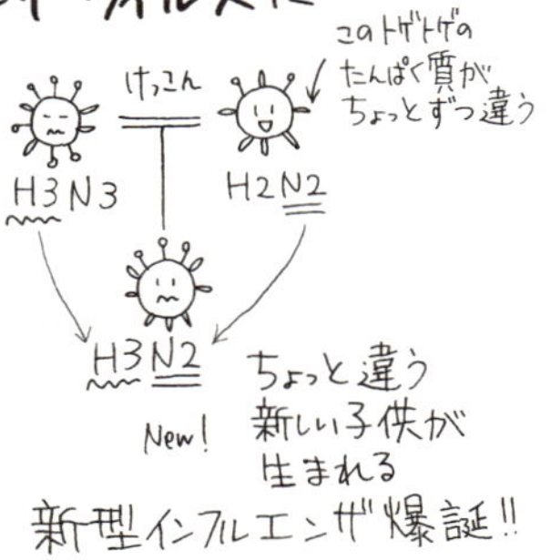
このトゲトゲのたんぱく質がちょっとずつ違う
けっこん
H3N3
H2N2
H3N2
New!
ちょっと違う新しい子供が生まれる
新型インフルエンザ爆誕!!

3 それが 鳥or豚 の間だけでなく **人間** にもうつるようになると
鳥or豚 の近くで生活している人に感染します

鳥も豚も **世界じゅうで 家畜として飼われてる**&
人間と距離が近い(よく接触する)ので、
世界じゅうのどの土地、どのタイミングでも新型インフルエンザが
発生する可能性があるわけです。

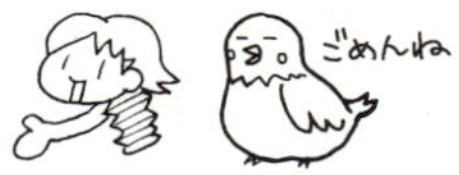
ごめんね

4 さらに
人間から→人間へうつるようになると
爆発的に感染が広がります。パンデミックのはじまりです。

なんで毎年ワクチン打つんだよー

次にどんな型が流行するかは**誰にもわかりません。**
去年と同じ型かもしれないし、まったく想像もしなかったような新型が
すい星のごとくあらわれるかもしれない。

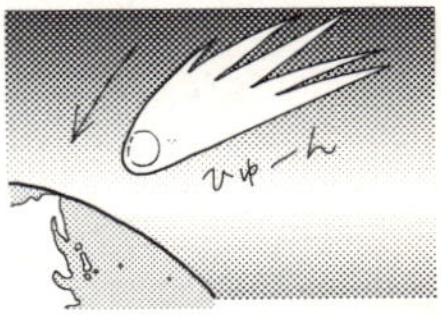
ひゅーん

⇨ **次の冬に流行するであろう型を**
大胆予想して、
次の年のインフルエンザワクチンを作ります。
頭のいい偉い人たちが一生懸命
考えてくれてるんだけど、
当たるも八卦
当たらぬも八卦です。

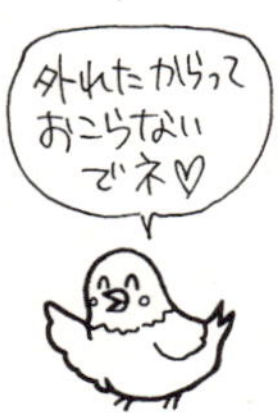
外れたからって
おこらない
でネ♡

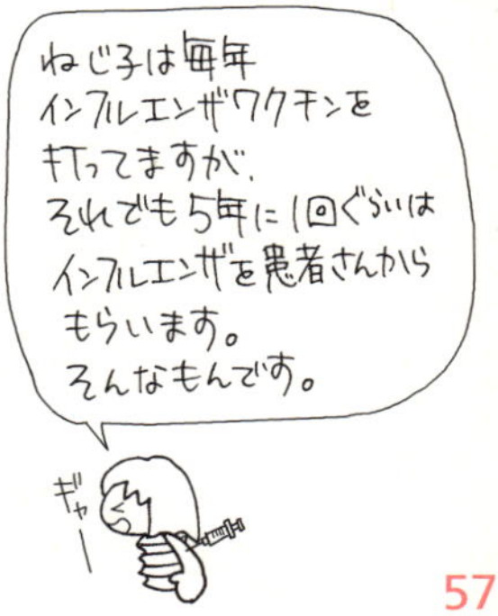
ねじ子は毎年
インフルエンザワクチンを
打ってますが、
それでも5年に1回ぐらいは
インフルエンザを患者さんから
もらいます。
そんなもんです。
ギャー

インフルエンザの特効薬《おくすり》

インフルエンザはいったん流行すると世界じゅうで大量の人を殺す
とんでもウィルスなので、研究者は日々がんばって
お薬を開発しています。

初めてできたクスリが アマンタジン

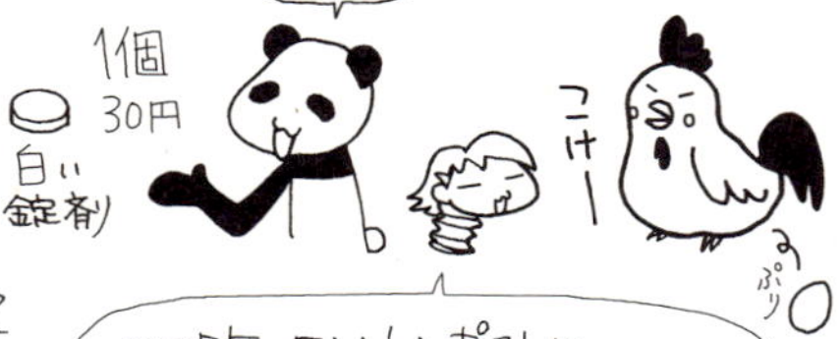

安いよ!
1個
30円
白い
錠剤
コケーー
ぷりっ

でもアマンタジンは乱用されまくってしまって
効かなくなってしまいました……。
これから出てくる
インフルエンザウィルスには
アマンタジンへの耐性がついちゃってる
可能性が高いです。

2005年のワシントンポストに
「中国で鶏の飼料に
アマンタジンをまぜてた」という記事が
載りました。(中国政府は否定)
真偽はともかく、そのくらい乱用
されたってことです。

次にできた特効薬が タミフル®

超有名!!

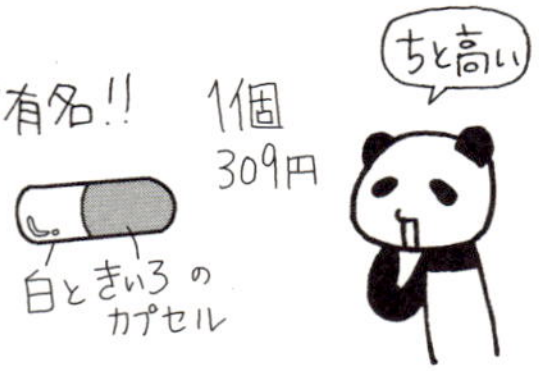

ちと高い
1個
309円
白ときいろのカプセル

これはまだまだ効きます。
ウィルスの増殖をおさえるクスリなので、
最初(ウィルスが増える前)に飲まないと効果が薄いです。

インフルエンザで病院に行くと
「タミフルは熱が出てから48時間以内に
飲まないと意味がない」って
言われるのはこのためです

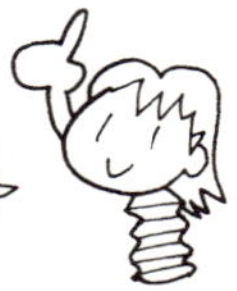

48時間後だと、もう十分に
ウィルスが増殖しきっちゃって
いるんですネ。
まあそれでも処方することが
多いけど。

なんでインフルエンザで死ぬの？

うーん、なんでかねえ。色々あるのよねえ。

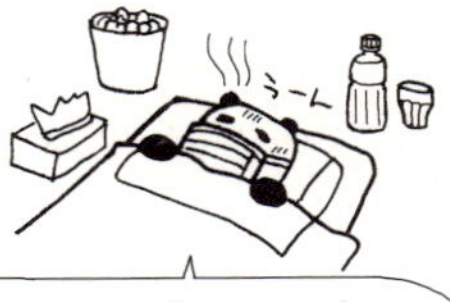

タミフルとポカリスエットと
ティッシュペーパーの箱をかかえて
5日間布団にこもりましょう

1 熱や脱水に体力が追いつかない
これらの症状が続くのは **5日間**

5日のりきれば たいていは何事もなかったように
回復します。

→ 5日間を耐えられない **体力のない人**（老人や子供や妊婦さん / 栄養状態の悪い人）が死んじゃう

2 のどや気管支や肺にインフルエンザウイルスがつく

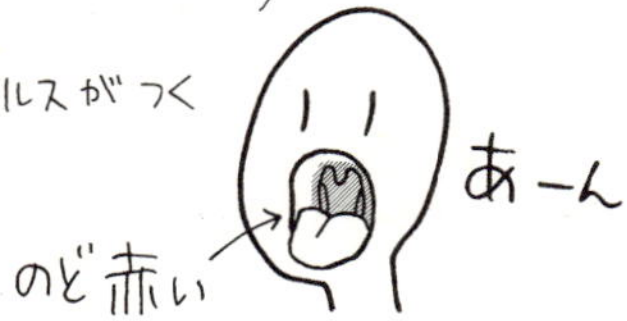

→ のどや気管支が腫れる
→ 細菌に二次感染して
肺炎をおこす
→ 呼吸困難で死ぬ

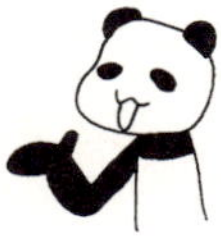

スペイン風邪（1918年）では
かなりの人がこれで死にました

抗生物質ができた現在では
細菌の二次感染による死者は
かなり減ってます

3 インフルエンザウイルスは脳にも付く
→ インフルエンザ脳炎で死ぬ

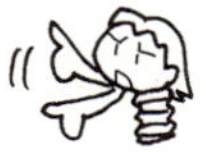

この2つはあっという間に
死ぬから怖い
発熱してすぐ＆インフルの
診断がつく前とか
でも死んじゃう

4 ごくたまに心臓に付きます
→ 心臓が止まって**突然死**することがあります
超怖いです

ワクチンという治療法

ウィルスに対抗する**唯一の方法**、それは**ワクチン**です。
予防です。ワクチンなんて たいしたもんじゃねー、と思うでしょ？
でも実は上手く使えば狙ったウィルスを
絶滅に追い込める唯一の方法なのだ!!
人類はワクチンの力で自然界の**天然痘**
ウィルスを一匹残らず!!駆逐したんだよ!!

ワクチンの歴史
～天然痘のワクチンができるまで～

天然痘は人類の歴史とともにある
すげー古い病気です

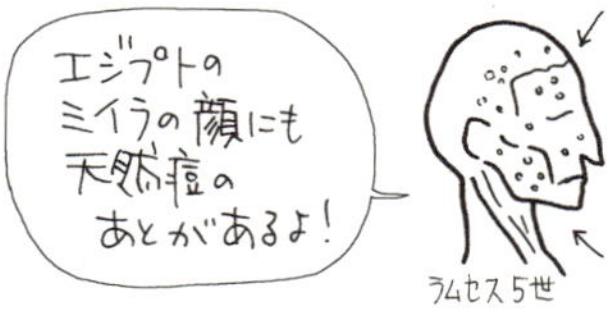
エジプトの
ミイラの顔にも
天然痘の
あとがあるよ!
ラムセス5世

ちなみに日本には
仏教と同じ時期に
海を渡って
やってきました

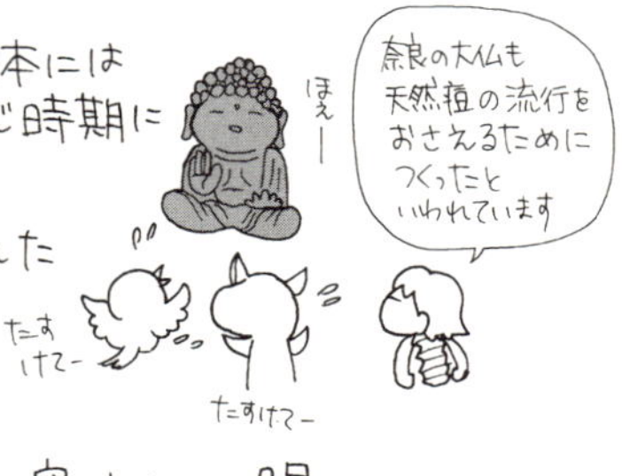
ほえー
奈良の大仏も
天然痘の流行を
おさえるために
つくったと
いわれています
たすけてー
たすけてー

1 イギリスのとある地方の牛飼いや乳搾りさんの間で
牛痘（ウシの天然痘。人にもうつるけど軽症ですむ）が流行していました。
そこには**「牛痘にかかると天然痘にならない」**という
言い伝えがありました。

2 この噂をききつけた田舎医師のジェンナーさんは……

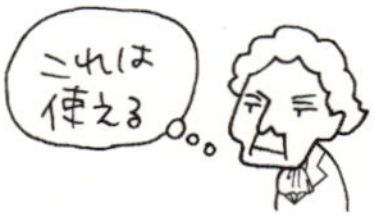
これは使える

3 **2人の実験台**を用意しました

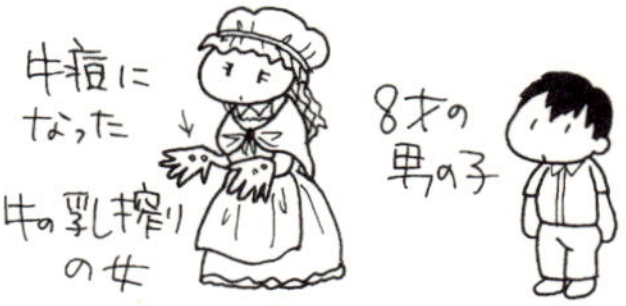
牛痘になった
牛の乳搾りの女
8才の男の子

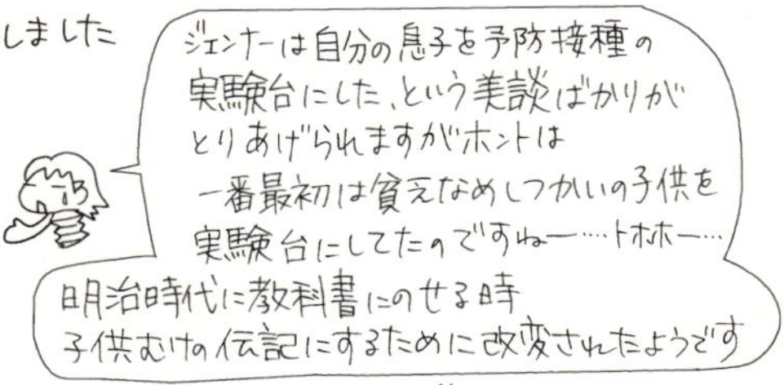
ジェンナーは自分の息子を予防接種の実験台にした、という美談ばかりがとりあげられますがホントは一番最初は貧乏なめしつかいの子供を実験台にしてたのですねー……トホホー……
明治時代に教科書にのせる時子供むけの伝記にするために改変されたようです

4 乳搾りの女の
牛痘の水疱から膿をとって
男の子の皮膚に
傷をつけて
すり込み
ました

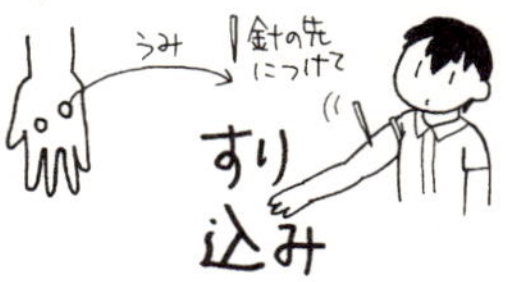
うみ
針の先につけて
すり込み

5 男の子は
牛痘に
かかり
ます

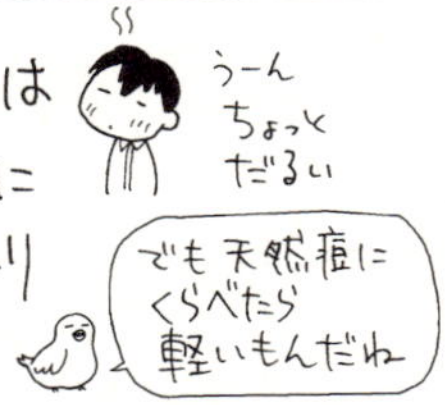
うーん ちょっと だるい
でも天然痘にくらべたら軽いもんだね

6 **ここからが大事!!**

本物の天然痘の膿を
もってきて **すり込む!!**

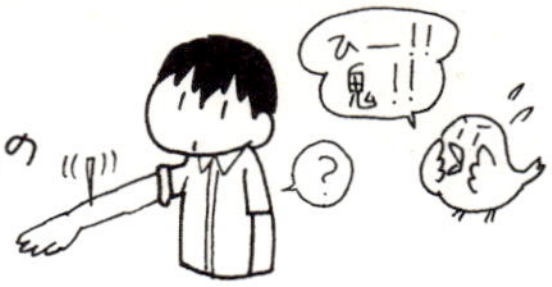
ひー!! 鬼!!
?

7 少年は **天然痘に**
かかりませんでした!!
やった!!

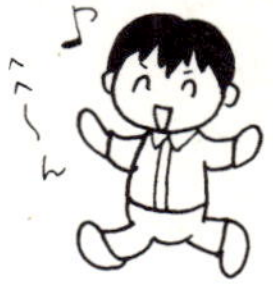
♪
へへ〜ん

免疫成立だ!!

8 ちなみにきちんと比較対照するため
何もせず
ただ本物の天然痘の膿を
すり込んだ子供も用意して
しっかり天然痘になるのも
確認しました!!
恐ろしい!!

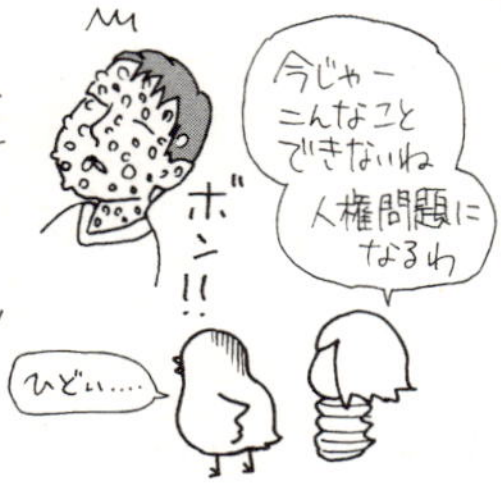
ボン!!
今じゃーこんなことできないね
人権問題になるわ
ひどい……

9 ジェンナーさんは
次に
自分の息子を
実験台にしました

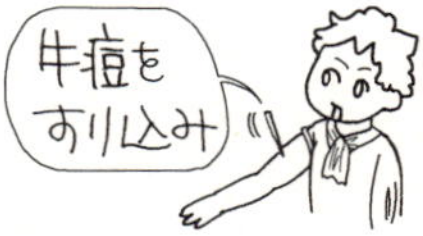
牛痘をすり込み

10 この方法で

ワクチンで
免疫をつける、
という概念が生まれました

vaccine《ヴァクチン》って言葉も
vacca(雌牛)から
きたものです

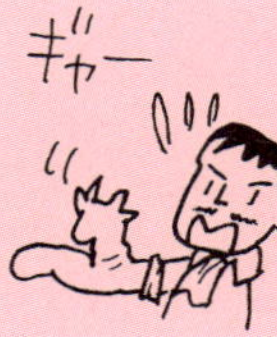

ワクチンを
打ったところから
牛になるという
デマも流れました

11 1958年からWHOによる**天然痘ワクチン普及&**
天然痘根絶大作戦が始まりました。

世界中で天然痘ワクチン接種が行われて
1977年以降は自然での感染はゼロになり
1980年に**天然痘根絶宣言**が出ました。
今現在、自然界には天然痘ウィルスは一匹たりとも
存在しないと言われています。

結局現在にいたるまで
天然痘を治す薬は1つも出来なかったし、
有効な治療法もま——ったく見付かっていない。
にもかかわらず!! 天然痘は撲滅されたのです!!
人類の知恵の勝利といっていいと思います!!

今でも天然痘は
「なっちゃったらおしまい」の
病気です
テロリストに使われない
ように祈ってます

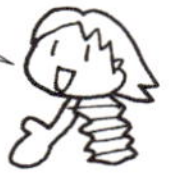

なんで天然痘だけこんなに上手いこといったの?

理由1 人間以外にこのウィルスにかかるor キープする**動物**がいない

動物がウィルスをプールしてると
その動物を絶滅させるor 人間からひき離す
or 動物も捕まえて治さなきゃいけなくなる。
これはすごく難しい。世界中でやるのは無理だよネ

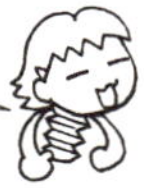

理由2 潜伏期が短いかつ

理由3 治ればおしまい。

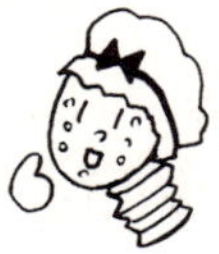

よって乳母や使用人には
天然痘にかかった
「あばた」のある人が
重宝されました

完治しちゃう。
体の中にウィルスがとどまらない。
ウィルスを体内に飼っているのに症状が出てない人、
つまり「キャリア」もいない。

潜伏期が長かったり「キャリア」の人がいると、
症状が出るまで気付かずにoR症状がおさまった後
すぐに普通に日常生活を長期間行っちゃうので
その間に周囲にウィルスが広がります

理由4 隔離がらく。

天然痘は発疹が出てる時期だけ
他人にうつります。つまりその時期だけ隔離していれば
感染を防ぐことができます。

理由5 診断がらく。

見た目ですぐ診断できる。
誤診されたり、ほっとかれることが少ない。
ワクチンのあともくっきりしてわかりやすい。

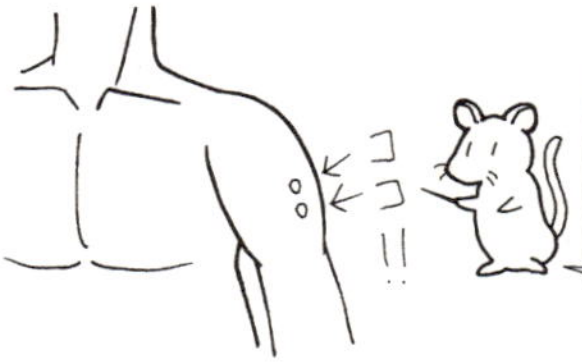

二の腕に丸い跡あり!! 日本では1975年まで
定期の予防接種として実施されてました(その後5年間は
任意で、1980年に完全廃止)。それ以降はやってません。
よってある程度以上の歳の人にはワクチンの跡があります。
さかい目はアラフォーくらいかなー。

▽じゃあ同じ手を使えばいいじゃん!!
どんなウィルスだって駆逐できるはず!!

……というわけで **たくさんのワクチン** が開発されています。
でもなかなか病気の絶滅までにはいたってないのよね ―。
逆に言えば、前ページで紹介した 理由1 ～ 理由5 のうち
1つでも抜けると、そこで病原体の細菌やウィルスがキープ
されてしまうのですね。プールのように貯蓄されて、また
世界のどこかでふとしたきっかけでドカッと流行してしまうのだ。

いろんなワクチンがあるよね

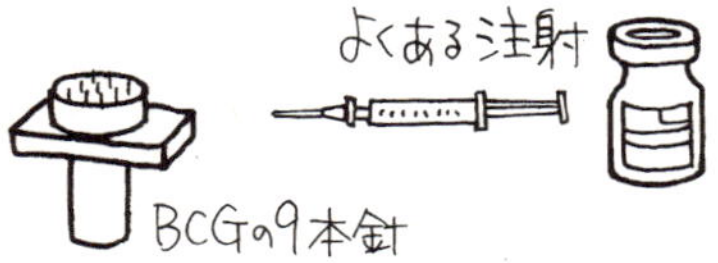
よくある注射
BCGの9本針

というわけでワクチンはいまのところ
ウィルスに対抗する唯一の手段 なのですが
……日本人はワクチンの注射あまり好きじゃないですよね。
一人でも副作用があるとすぐマスコミに叩かれて
すぐやめちゃう傾向が強いです。ふしぎ。
日本はワクチン後進国です。

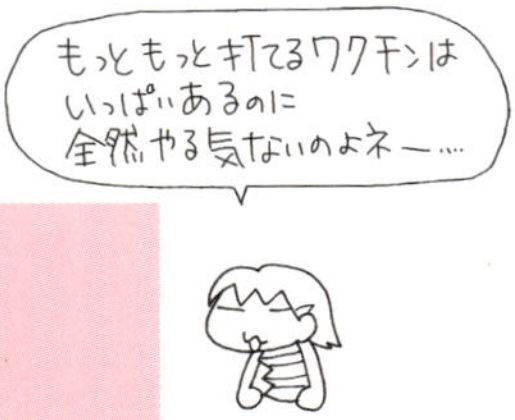
もっともっと打てるワクチンは
いっぱいあるのに
全然やる気ないのよネー…

※日本で子供にやるワクチンいろいろ

- BCG
- ポリオ
- 麻疹・風疹
- 日本脳炎
- 三種混合（百日咳・破傷風・ジフテリア）
- Hib
- 肺炎球菌
- RSウィルス
- おたふく
- 水ぼうそう

などなど……

駆逐だけが目標じゃない!!「共生」する、ということ

人間と共生している「小さい生き物」は
実はいっぱいいます。
俗に言う「善玉菌」です。

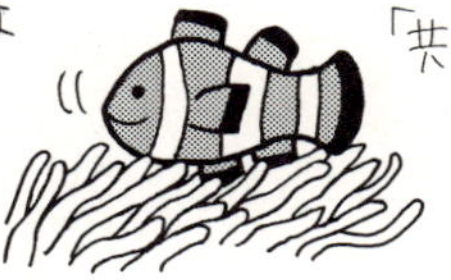

「共生」と言えば
カクレクマノミ
と
イソギンチャク

大腸の中の
腸内細菌
いっぱい

乳酸菌とか
ビフィズス菌とか〜

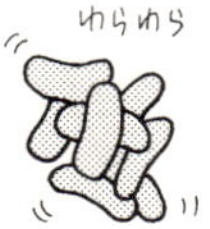

膣の中に
住む
デーデルライン
桿菌《かんきん》

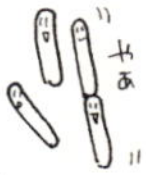

これのおかげで膣の中は
弱酸性に保たれてる
なめるとすっぱいでしょ?
弱酸性のおかげで他のバイ菌や
カビが入りにくくなっている

皮膚にも
常在菌が
いっぱい
います

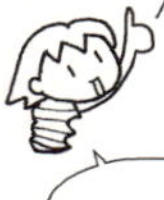

体全部で
1兆匹
くらいいる

表皮ブドウ
球菌とか

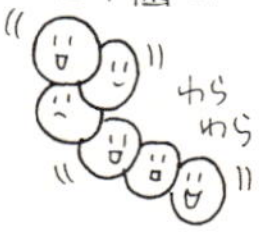

他のバイ菌から
皮膚を守って
くれています

善玉菌《こいつら》がいてくれるから、"悪玉菌"つまりバイ菌が
異常に繁殖するのを防いでくれています。

⇒ 善玉菌がいなくなると、むしろ**病気になりやすくなる。**

⇒ **洗いすぎ、清潔にしすぎは禁物**です。

毎日お風呂でゴシゴシ体を洗う必要はないのです。
毎日シャンプーリンスする必要はないのです。
今の日本ならばバッチィくらいがちょーどいいのだ。

共生とまではいかなくとも、

- 人体に**害**をあたえない、いやせめて
- 人体を**殺さない**（殺さない程度で去っていく）

くらいのレベルで人類と**共存**
してくれるとこっちとしても
ありがたいんだけどなー。
共生できるくらいに進化して
くれるといいなー。

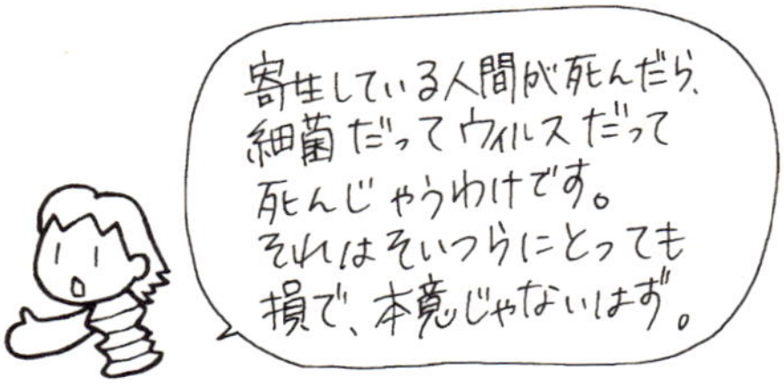
寄生している人間が死んだら、細菌だってウィルスだって死んじゃうわけです。それはそいつらにとっても損で、本意じゃないはず。

HIVというウィルス（エイズのもと）

もっか日本でひっそりと水面下増加中〜〜

HIV：
正式名称
ヒト免疫不全ウィルス
こんなの

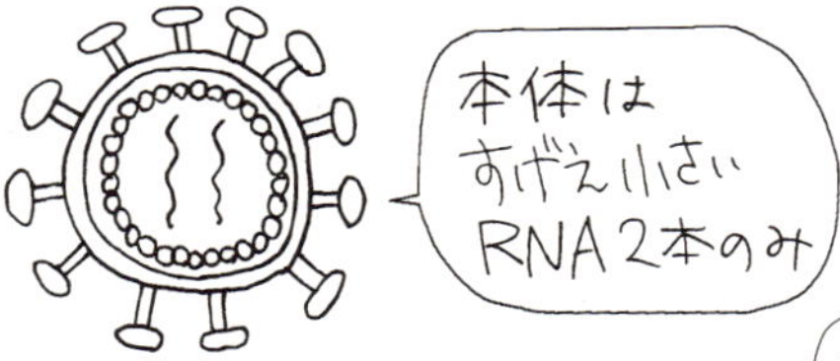
本体は
すげえ小さい
RNA2本のみ

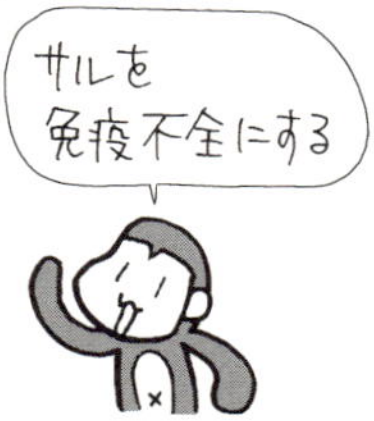
サルを
免疫不全にする

Q どこから来たの？

HIVのサルバージョン（SIV サル免疫不全ウィルス）は
アフリカのサルと**チンパンジー**の間で
流行していたウィルスだと言われています。
（アフリカミドリザルの中では病気すらおこさず共存してた）
サルの間ではそこそこ上手く共存していたと言われています。

⇨ アフリカの貧困地域で
サルの肉を食べた or
サルをさばいた時に手を切った
→ 人に入ったのではないか、と言われています

アフリカの貧困地域では食料不足により
今でも野生動物の肉を食べるし、売ってます。
そこらへんの道ばたで野生動物の死骸が
「ブッシュミート」という名で売ってます。
違法ですが止まりません。
彼らには他にタンパク源がないのです。

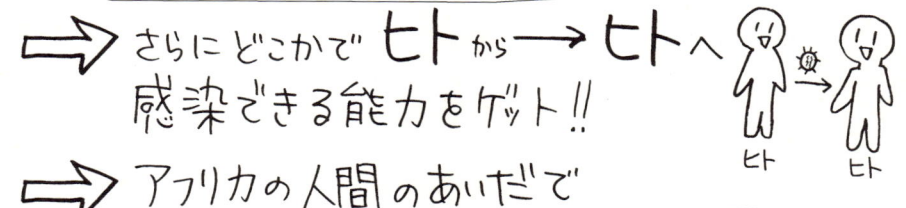

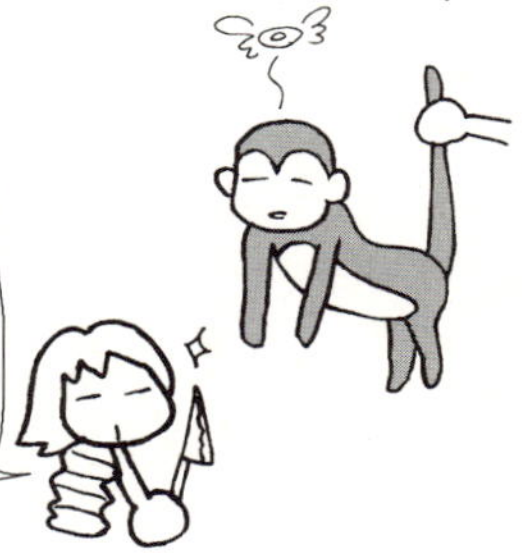

⇨ さらにどこかで ヒトから→ヒトへ
感染できる能力をゲット!!

⇨ アフリカの人間のあいだで
静か〜〜に
広まって行きました。

1950年代には「スリム病」という
謎のやせる病気が中央アフリカで
報告されていました。
後からわかったことだけど……。

⇨ 1970年代に欧米で
病気が広まり、パニック!!
になりました。

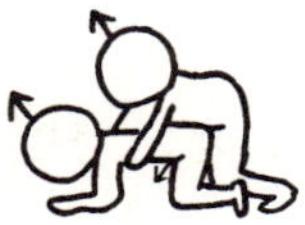

はじめはアメリカの
男性同性愛者の病気
として発見されました

HIVウィルスの人生

いや、人じゃねーよな？

1 HIVというウィルスはP24で紹介した

白血球戦隊のボス

ヘルパーT細胞さん **の中**で育ちます。

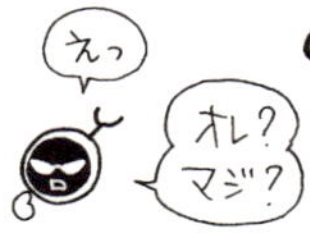
えっ
オレ？
マジ？

マジです。

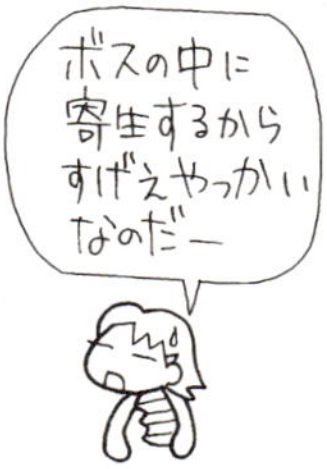
ボスの中に
寄生するから
すげえやっかい
なのだー

2 最初に感染した時は**爆発的**にウィルスが増えて

インフルエンザみたいな

症状が出ます

（感染後 2〜4週間くらい）

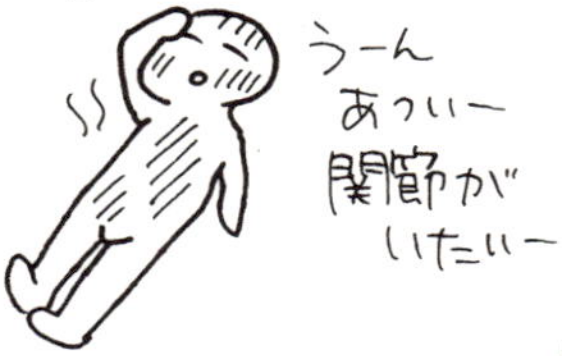
うーん
あついー
関節が
いたいー

3 1ヵ月くらいで症状はおさまり

なーんもなくなります

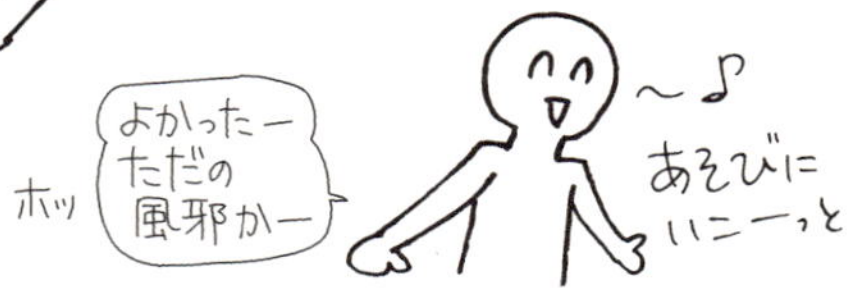
ホッ
よかったー
ただの
風邪かー
〜♪
あそびに
いこーっと

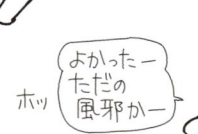

4 でもこれは **ウィルスが消えた** わけではなく、

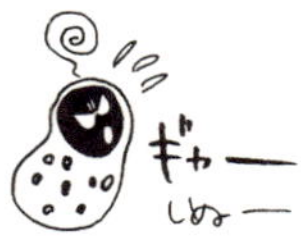
ギャー
しぬー

爆死する

ヘルパーT細胞と

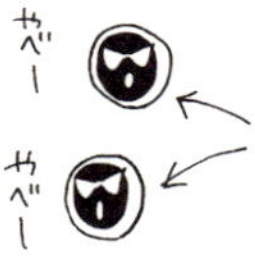
やべー
やべー

爆死に対抗して新しく

ヘルパーT細胞をガンガン量産して

なんとかおぎなっているのです。

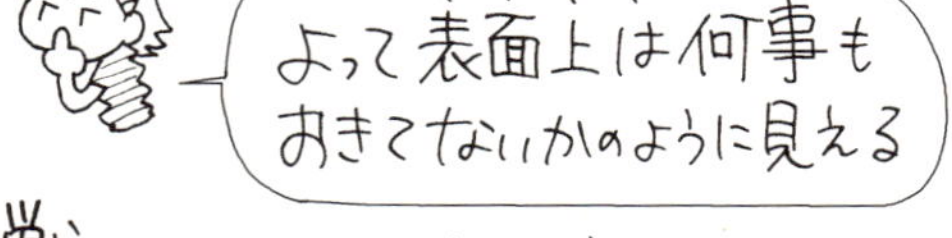
よって表面上は何事も
おきてないかのように見える

5 何年にもおよぶ**戦い**のあと……（何の治療もしなければ3〜5年くらい。治療するともっと長くもつ。）

いつか負けて
ヘルパーT細胞の**数がどんどん**
減っていきます

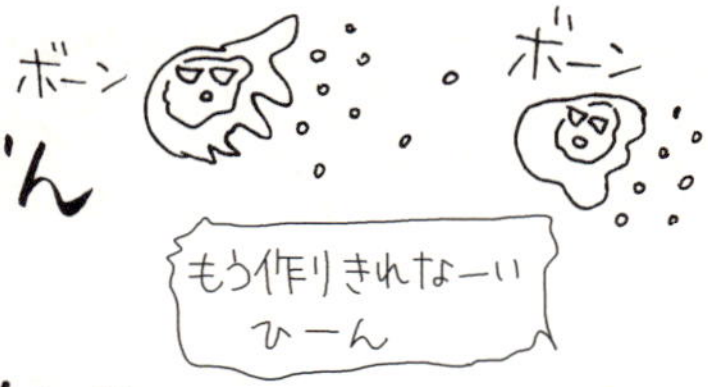
ボーン
ボーン
もう作りきれなーい
ひーん

6 **ボス**がいなくなった**白血球戦隊**は

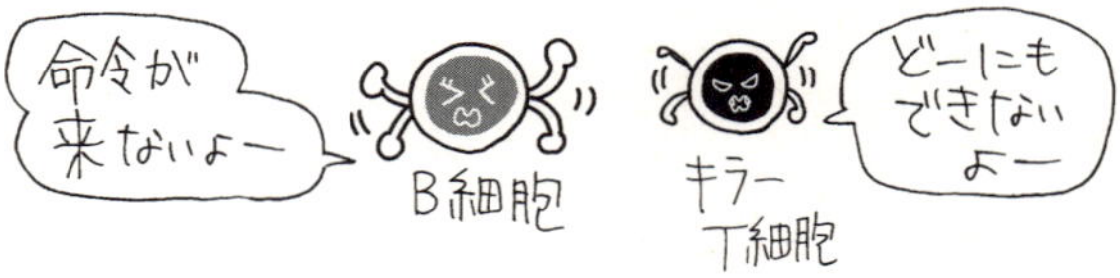
命令が
来ないよー
B細胞
キラー
T細胞
どーにも
できない
よー

戦闘ができなくなっていきます

7 普通の人間ならさっさと排除《ハイジョ》するよーな
弱い菌や**ウィルス**や**カビ**に
続々と感染していきます

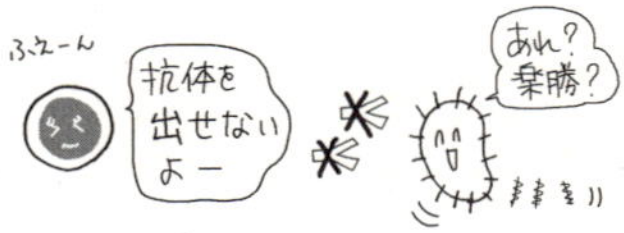
ふえーん
抗体を
出せない
よー
あれ？
楽勝？

8 もちろん医者はなんとかしようとして
弱い菌や**ウィルス**や**カビ**に効くクスリ
（抗生物質や抗カビ薬とか）を投与しまくりますが、
どーにも追いつかず、肺炎や敗血症になって死にます

▷その後どーなるの？

HIVは**とても弱いウィルス**で
人間の体の外では生きられません。

- 空気中じゃ生きられないし、
- ニーゆートコロに血がついても
  表面が乾けばすぐ死ぬ →

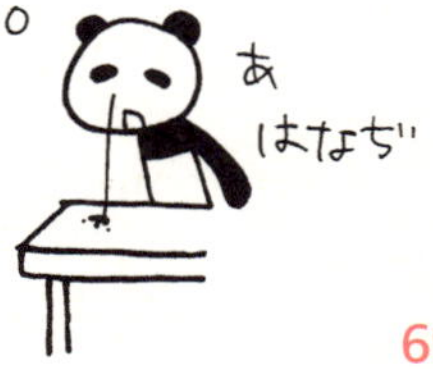
あ
はなぢ

うつることができるのは

粘膜 くち 腸 コーもん せいき
血液 ち
体液（母乳、精液、膣分泌液etc）

のかなり濃厚な

直接接触だけです。外では生きていけない。
宿主である人が死んだらウィルスも死にます。

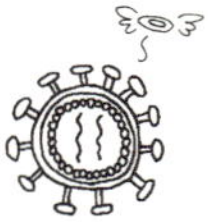

なのにどうして人を殺すの!?

わかりません。
マンガ『寄生獣』のように「神が人間にあたえたもうた暗殺者」だとか、「増えすぎた人類への罰」とか、「どこかの組織が作った殺人ウィルス兵器 などの陰謀論」を言う人もいますがどれも科学的じゃないよネ。

初めは欧米の同性愛者の間で大流行が確認されたので「同性愛者に対する神の怒り」みたいな無茶苦茶なことを平気で言う人達もいました。

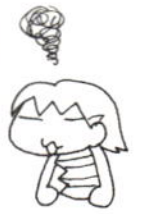

科学的に考えると……

HIVは人とのつきあいがまだまだ浅い、歴史の浅いウィルスで、まだ未熟だと言えます。p21の「良いヒモ」の理論を思いだしましょう。

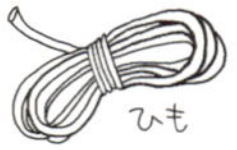

寄生主を殺すようではヒモとしてまだまだ未熟なのです。HIVウィルスちゃんはまだ若いのですな。

今は良いクスリがあるよ!!

今現在はHIVにはいいクスリができました

ウィルスをゼロにすることはできないけど、**増殖**はおさえられるクスリができました。P68における④と⑤の間をできるだけ長〜〜くするのだ

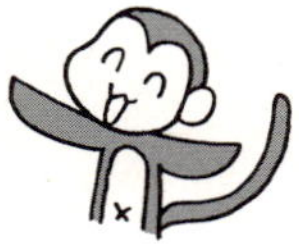

インフルエンザの薬と同じだね!

薬さえのんでいれば、普通に学校に行ったり、仕事をしたり日常生活を送ることも可能になっています。きちんとコントロールすれば子供を産むこともできます。ある意味、他の慢性的な病気とあまり変わらない所まできました。患者さんの平均寿命もどんどん延びてきています。

HIVも **人類との共生に一歩ずつ近付いている** と言えます。

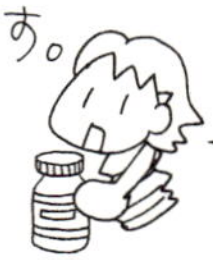

薬が手に入らないor高すぎて買えない地域ではまたそれが違った問題になってくるのですが……(特にアフリカ中南部)くわしくはコラム参照

Column

人口の約25%がHIVに感染してる国ってマジ!?

サハラ砂漠以南のアフリカ中部〜南部ではHIVが静かに、そして爆発的に広がっています。南アフリカ共和国では、15〜49歳のHIV感染率が21.5%(2003年)、妊産婦のHIV感染率はなんと29.5%(2005年)。実に国民の約4〜5人に1人の割合でHIVに感染している状態です。

貧困ゆえにHIVの治療薬や対処法も行き届いておらず、HIVの母親から生まれた子供の多くが、そのままHIVに感染します。そして幼くして免疫不全を発症し、死んでいきます。ボツワナの平均寿命は、1990年には63歳であったのが、HIVの蔓延により2009年には平均寿命46歳にまで下がりました。

ここまでHIVが広がっていると、もうパンデミックという言葉はふさわしくありません。そこまで行くともう「HIVに感染していることが普通」という状況です。国連や世界基金、数々の国際機関が支援を続けていますが、貧困により抗HIV治療薬はおろかコンドームすらも購入できない人々も多く、解決に至る糸口はまだまだ見つかっていません。

ウィルスのまとめ

1 ウィルスはかかっちゃったらもう
現代医学では倒せない。
自分の免疫力で治そう！がんばれ！

2 ごく一部、**薬が効くウィルス**もあります。
飲みましょう。
それでも、ウィルスをゼロにすることは難しいんだけどね。

3 **ワクチン**のあるものは打ちましょう。
今のところ一番効きます。
効果的です。

4 実はウィルスとの**共生**も
一つの目標です。

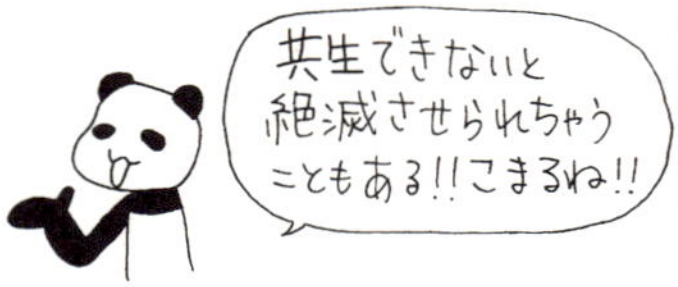
共生できないと
絶滅させられちゃう
こともある!!こまるね!!

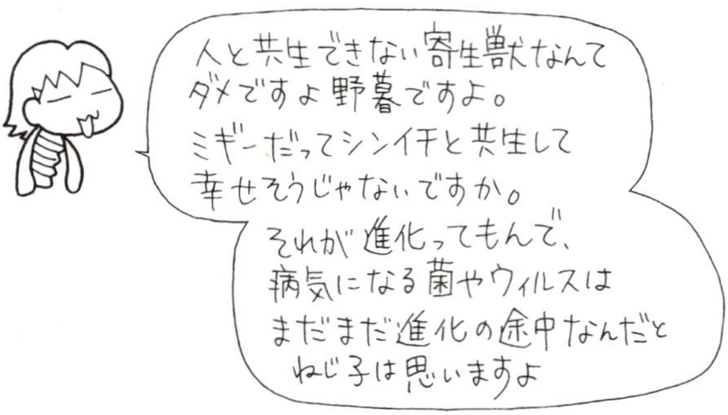
人と共生できない寄生獣なんて
ダメですよ野暮ですよ。
ミギーだってシンイチと共生して
幸せそうじゃないですか。
それが進化ってもんで、
病気になる菌やウィルスは
まだまだ進化の途中なんだと
ねじ子は思いますよ

おまけ★飛ばしてもいいよ★

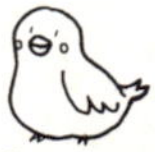

▷共生してくれないと どーなるの!?

急にあらわれたウィルスには対応しきれません。結果として**種族ごと絶滅させられちゃう**ことも実際よくあります。

ひえ〜。

例1　ニホンオオカミはおそらくジステンパーによってあっというまに絶滅させられました

(1) 明治維新の開国で
西洋の犬が日本に
大量に入ってきました

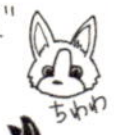

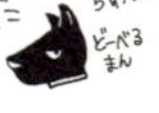

(2) 西洋犬の中にあった
犬ジステンパーウィルスが
おそらくニホンオオカミにも
感染することが
できたのでしょう

(3) あっというまに
ニホンオオカミは
姿を消して
しまい
ました

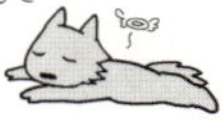

元々は犬のウィルス
日本にはなかった

(4) 今では
懸賞金が
かかっている
幻の存在です

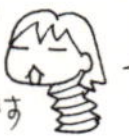

気が付いたらニホンオオカミが一匹も
いなくなっていたので本当のところは
わからないのです……。
当時はまさかあんなにたくさんいた狼が
いなくなるなんて誰も思っていなかったの。
今でもまだ「絶滅してない」「どこかに生存している」
と信じている人達もいます。

よって人間も下手すると容易に絶滅するんだろうなーと想像されます
そんなこと普段は考えてもいないけどさー……。

例2　アメリカ新大陸の人口の90%がヨーロッパ人の襲来で死んだ….
と言われてますがこれはヨーロピアンの強い武器だけじゃなく
彼らがヨーロッパからもってきた**天然痘**と**はしか**のせいで
死んだ&戦意をなくしたのだろうと言われています

武器だけで
人口の90%を
殺すのはさすがに
難しいよネ

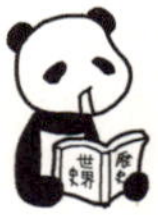

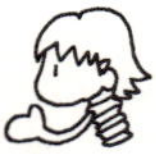

ヨーロッパ人は免疫が
あったので大丈夫だった

かわりにヨーロッパ人は梅毒をもち帰りました。

しかも最近は飛行機で人やモノがたくさん行きかっているので世界の
どこかでポンッと発生した病気が
あっという間に世界中に
広まります。怖いっすネ。

1918年のスペイン風邪が世界中にまわるまで2年。
同じインフルエンザでも2009年の新型はたった2ヶ月で
メキシコから日本に来て、半年で世界一周しました……。
時効薬やワクチンを作ってるヒマがないネ。

そうならないようにWHOや
世界中の医者ががんばってるわけですな。エボラ出血熱は

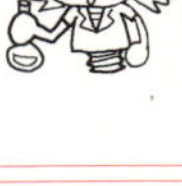

はたして
どうなるかな.

Column

インフルエンザの2つの童謡

私の死んだ母は1月7日になるといつも七草粥を作ってくれました。七草とは、人日の節句の日に7種類の野菜が入った粥を食べて無病息災を願う風習のことですね。セリ・ナズナ・ゴギョウ・ハコベラ・ホトケノザ・スズナ（かぶ）・スズシロ（大根）で「春の七草」とよばれます。子供の目には雑草にしか見えない草花を包丁で切り、すりつぶし、こんな歌を歌いながらお粥を煮込んでいた母の姿をよく覚えています。

「七草なずな　唐土の鳥が　日本の国に　渡らぬうちに　トカトントン」
※この歌は地域によって違いがあります

昔の日本人は、ユーラシア大陸から来る渡り鳥がその後の季節（一番寒い冬）に流行る病を運んでくると知っていました。現在の医学では、それはまさにインフルエンザウィルスだとわかっています。七草粥の風習は古く、『枕草子』にも記載があるほどです。当時の多くの日本人は海の向こうに何があるのかすら、よく把握していなかったはずです。それなのに、海の向こうから来る渡り鳥が新種のウィルスを運んでくることを知っていた。なぜでしょう。わかりません。長い時間と経験の積み重ねによってはぐくまれた叡智としか言いようがありません。

一方、スペイン風邪が流行した1918年のアメリカでは、少女たちがこんな歌を歌いながら縄跳びを跳んでいました。

I had a little bird,　　**小鳥を捕まえました**
Its name was Enza.　　**小鳥の名前はエンザっていうの**
I opened the window,　　**家の窓を開けたら**
And in-flew-Enza.　　**エンザが中に入ってきたの**
（最後の in-flew-Enza は、「インフルエンザ」とよみます）※ねじ子超訳

スペイン風邪はスペインで生まれたわけではありません。その発祥はアメリカ北西部と言われています。ではなぜ「スペイン」風邪なのでしょうか。時代は第一次世界大戦の真っ最中でした。戦争に参加せず中立国だったスペインだけが、この「忌まわしい風邪の大流行」をいち早く報道したのです。戦争の参加国は、バタバタと人が死んでいるにもかかわらず、戦況に与える影響をおそれ病気の情報をひた隠しにしていました。情報統制をしていれば、大がかりな衛生的対策も遅れます。結果として対応は後手後手になり、インフルエンザの流行はさらに拡大していきました。アメリカ軍がヨーロッパに進軍することでインフルエンザは大西洋をわたり、さまざまな国の兵士たちが倒れ、病気のまま国元に帰ることでさらに感染を広げていきました。

そんな情報統制のもとにあったアメリカの子供たちがこんな歌を歌っていたのです。市井の人たちも「インフルエンザが鳥によって運ばれる」と経験的に知っていた、ということになります。なぜでしょう。不思議です。「おばあちゃんの知恵袋」と呼ばれるような先人たちの経験則は、（もちろんただの偏見や誤解も多いのですが）決してあなどってはいけませんね。

第2章

自分自身に殺されるということ

～ガン～

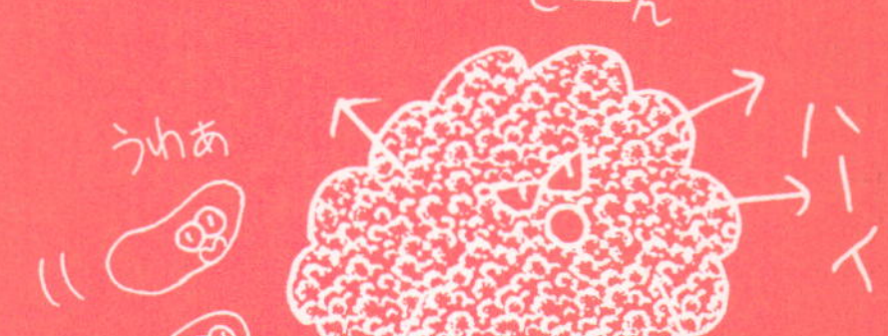

ガンってどこから来るの?

がん細胞のもとは自分です。

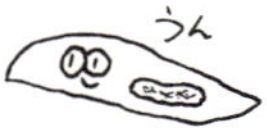
うん

人の細胞は毎日毎日生まれかわっています。毎日何万もの細胞が生まれ何万もの細胞が死んでいます。
この細胞の誕生つまり**細胞分裂**の時に**DNA**もコピー&ペーストするわけですが

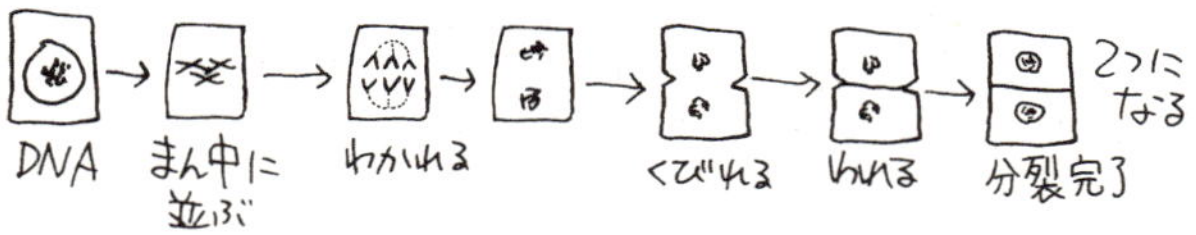
DNA
まん中に並ぶ
わかれる
くびれる
われる
分裂完了
2つになる

DNAがコピペミスをすることがあります。

1つ目のミス!!
無限増殖するスイッチが入る

DNAには**ある程度のところで**
分裂をやめて**死ぬ**ような
プログラムがほどこされています。
ところがコピペミスでそこがぶっ壊れると
周囲の迷惑も考えずに1個の細胞が増え続けます

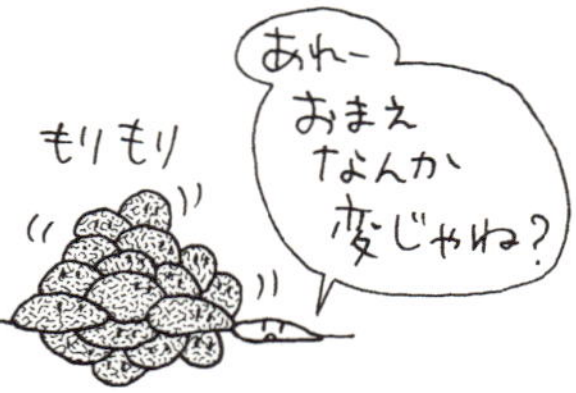
もりもり
あれー
おまえ
なんか
変じゃね?

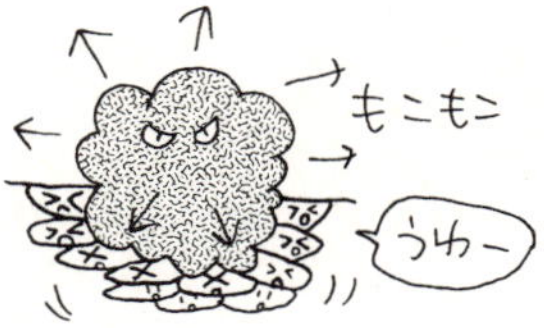
もこもこ
うわー
ただのホクロやイボと同じ、
「できもの」ですめばよいのですが……

⇨正常なお仕事をしている
正常な細胞を圧迫
します

⇨あんまり圧迫されすぎると
周囲の**正常な細胞、死にます。**

⇨それが**すげえ大事な臓器（脳とか肝臓とか腎臓とか）**ならば**それだけで終了です。死にます。**

肝や腎 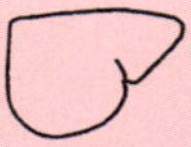 なら肝不全 → タンパク質を作れなくなる

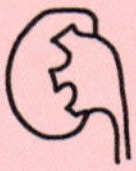 なら腎不全 → 全身の電解質（ナトリウムとかカリウムの量）が
おかしくなる
心臓や脳が動かなくなって死亡

肺 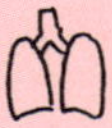 なら → 呼吸困難になって死亡

脳 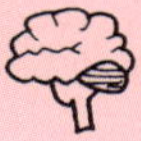 なら → 呼吸や心臓のドキドキをコントロールする
生命中枢がイカレて死亡

⇨さらにユーゆー不安定で急な増え方をした細胞は
もろくてくずれやすいので
中から崩れてダラダラ出血
するよーになります

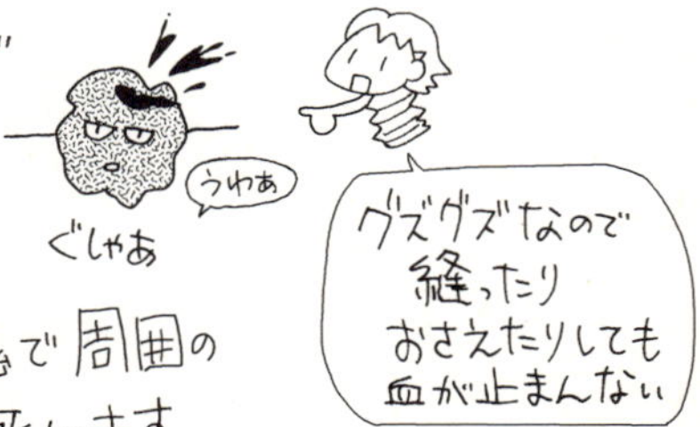
うわあ
ぐしゃあ
グズグズなので
縫ったり
おさえたりしても
血が止まんない

⇨出血多量で死んだり、血の塊で周囲の
正常な臓器が圧迫されたりして死にます

2つ目のミス!! 1つ目のミス「無限増殖」に加えて

さらにどこぞに飛んでいってしまえるようになっちゃった

これはヤバイ!!

1 もこもこ増えたヤバイ細胞が

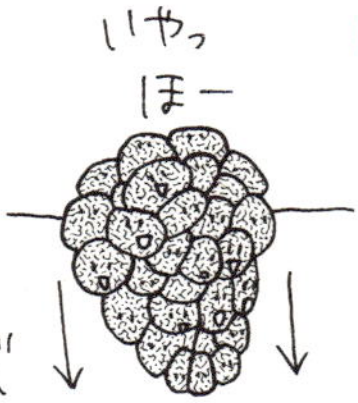
いやっほー

2 近くの血管やリンパ管にたどりついて入り込む

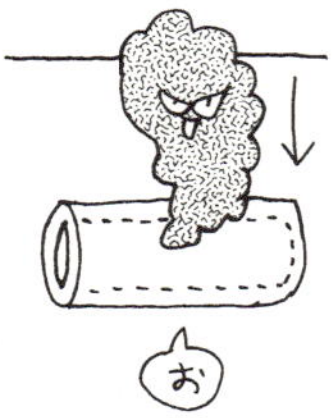
お

3 血流/リンパにのって

全身に流れる

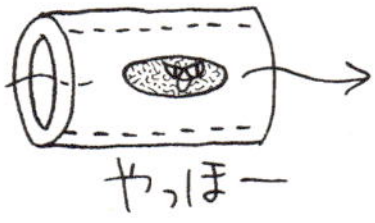
やっほー

4 どこかにたどりつく

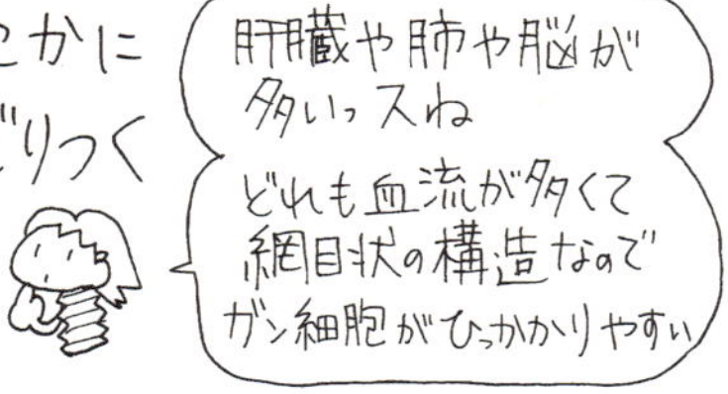
肝臓や肺や脳が多いっスね
どれも血流が多くて網目状の構造なのでガン細胞がひっかかりやすい

5 **しかも！そこで根を生やす!!**

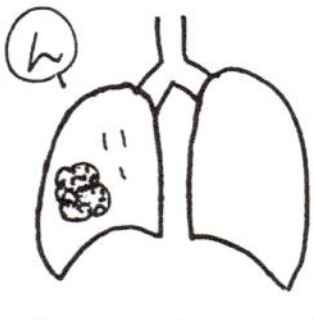
ん

⇒ これが俗に言う

「転移」

普通の細胞は自分の持ち場を離れると死ぬの。他の場所では生きられないのです。でもなぜかガン細胞は他の場所でも生きられるのよ。血管すら新しく作り出して自らにひきこむのだ。

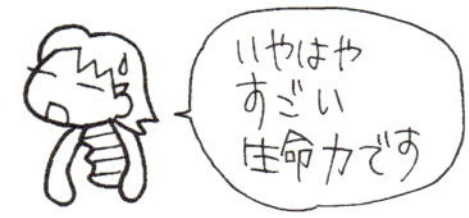
いやはやすごい生命力です

6 ガン細胞の無限増殖に**圧迫**されて転移された臓器が**死にます**

ギャー
もこもこもこ

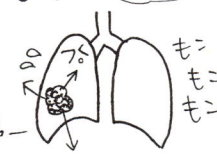

肝や腎 → 電解質おかしくなる → 心臓や脳が動かず死亡（さっきと同じ）

肺 → 呼吸困難になって死亡（さっきと同じ）

脳 → 生命中枢がやられて死亡（さっきと同じ）

ここらへんがよくある転移のパターン

転移された臓器が**生命にとって重要**であればある程ヤバイです

何にしろ**直接的な死因**はいろいろで、**多岐にわたります。**でもそのどれもが、**無限増殖**する能力を手に入れてしまった**ガン細胞による暴走**によるものなのです。

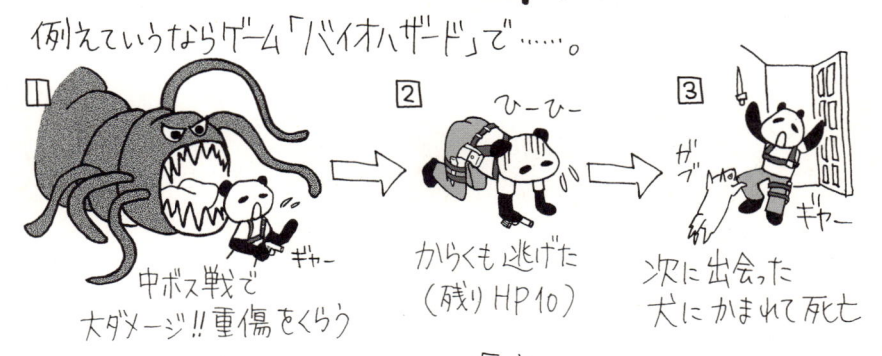

例えていうならゲーム「バイオハザード」で……。

中ボス戦で大ダメージ!! 重傷をくらう

からくも逃げた（残りHP10）

次に出会った犬にかまれて死亡

という場合、直接的な死因は「犬にかまれた」ことですがそれは実は何でもよくて、「犬」ってことはさほど重要じゃありません。コウモリやヘビやザコのゾンビに会っていても死んでいたでしょう。

真の死因は①つまり**中ボス**です。

中ボス対策の作戦を立てなければ、このゲームはクリアできません。

ガンとはこの場合の中ボスであり、対策しなくちゃいけない**真の死因**なのです。

異分子は殺しましょう

実はプログラミングのミスは**しょっちゅう**起こります。
細胞分裂なんて**体じゅうで毎日のように**行ってるんですから
バグは頻繁に発生しているのです。

もちろん、体もそれにあらがいます。

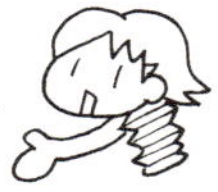

白血球戦隊はダメな不良品の細胞をみつけたら
ガン細胞でもむしゃむしゃと食べます

1 ヘンな細胞が

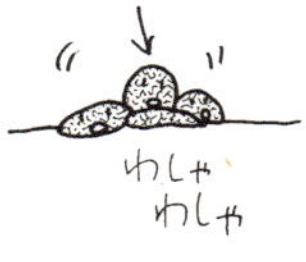
生えてる
わしゃ
わしゃ

2 **白血球戦隊**が
みつけた

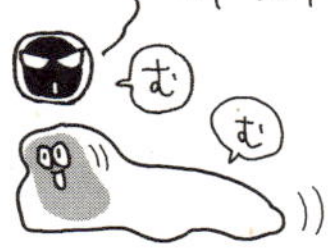
む
む

3 食べます

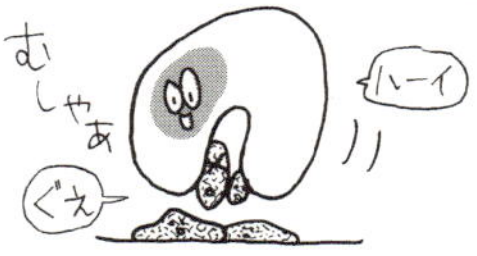
むしゃあ
ハーイ
ぐえ

4 見付けた時すでに**食べきれないほど**
ガン細胞が**増えてる**ともう
自力ではお手上げです。ジ・エンド

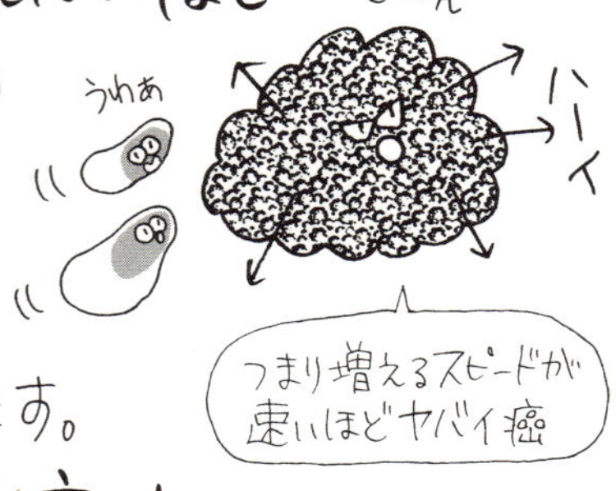
どーん
うわあ
ハーイ
つまり増えるスピードが
速いほどヤバイ癌

→病院の出番だ!
医者もいろいろやって抵抗します。
でも、**ガンの完全な治療法**は
見付かっていません。

ガンにあらがう：その1 手術

現在もっとも確実で有効な**ガンにあらがう**方法、それは**手術**です。**小さいうちに**さっさと全部取ってしまう。どんなガンであっても、オペで取りきれれば**無罪放免**です。

▷やっかいなのは取りきれたかわからないコト

「1こ1このガン細胞は**とっても小さい**」ので、本当に**ミクロのレベルでガン細胞を1こも残さず取りきれているか**は神様でもない限りわかりません。お腹を開けて肉眼で見てみても、正確にはわからない。5年くらいたって再発がなかったらはじめて「あの時、取りきれていたんだね」とわかります。だからオペ直後の医者は、どんなに上手くいったとしても、「見えるものはすべて取りきれました」としか言えないのです。

1 ガンのかたまりの周りを**ものすごいマージンをとって切る**

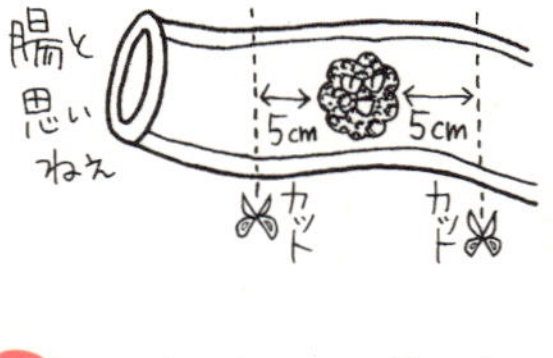
腸と思いねぇ
5cm
5cm
カット
カット

2 **手術中**に切った臓器だけ別室にもっていって顕微鏡でcheckしてみたりする

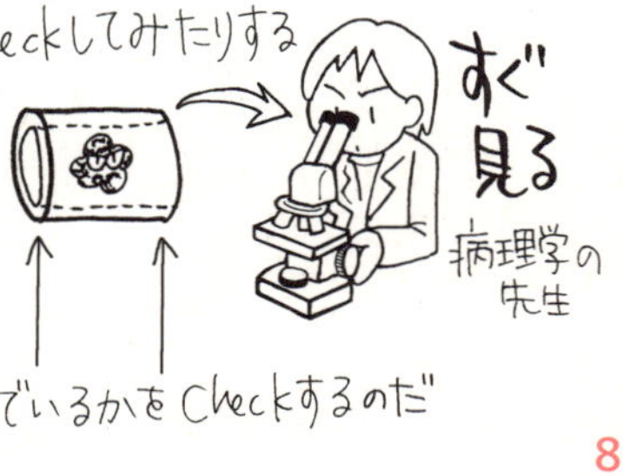
すぐ見る
病理学の先生

3 ここらへんにガン細胞ちゃんが忍んでいるかをcheckするのだ

4
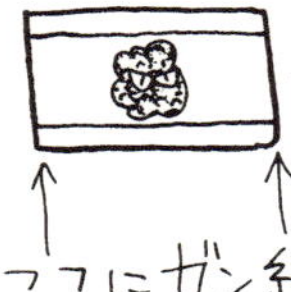
カットした面

ここにガン細胞があったら、
まだ取りきれてない
可能性が高いと
考えます

5 もしガン細胞があったら
さらに
切除範囲をふやす

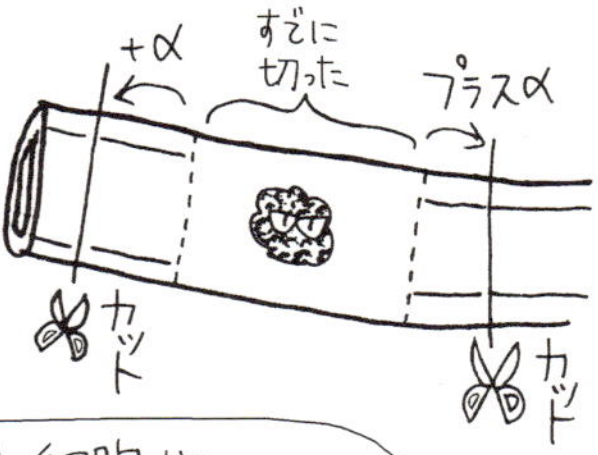
+α
すでに
切った
プラスα
カット
カット

6 以後くり返し
→ 1 に戻る

断端にガン細胞が
見付からなくなるまで続けます

7 ガン細胞は**リンパの流れにそって広がる**ので
ガン細胞のまわりの**リンパ節**を
徹底的にcheckします

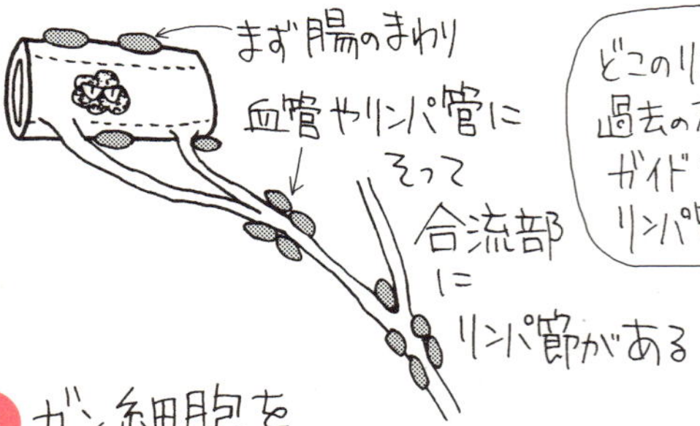
まず腸のまわり
血管やリンパ管に
そって
合流部
に
リンパ節がある

どこのリンパ節までオペでとるか、ていうのは
過去の研究にもとづいた
ガイドラインがあります。それに従って
リンパ節のおそうじをします

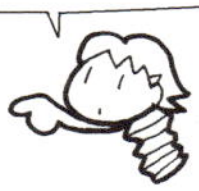

8 ガン細胞を
全部取りきれたよ!!という**自信**がない、
確信がもてない場合は
抗ガン剤の追加コースになります

ガンにあらがう：その2 抗がん剤

ガン細胞は**もとは1個**です。**分裂しまくる**ことで勢力を拡大します。**抗ガン剤**はできればガン細胞だけをやっつけたい。
でもなかなかガン細胞だけをやっつけるってむずかしいです。

ポイント(1) ガン細胞はもとが自分。

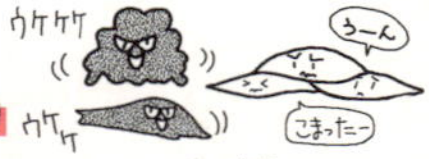
ウケケケ
ウケケ
うーん
こまったー

ガン細胞だけにあるモノや場所、特徴があればそこを攻撃する薬を作ればOKですよネ。しかーしガン細胞は細菌のような**「外敵」**ではなく、**もとは自分**──「狂ってしまった自分自身の細胞」です。**自分の細胞**とよく似ていて**区別がつきにくい**ので、倒すクスリを作ろうとすると、どうしても自分の健康な細胞も傷めます。非常に倒しにくいのです。

一部のがん（白血病とか）をのぞいて、抗がん剤だけでガン細胞を**ゼロにする**ことは基本的にできません。

ポイント(2) ガン細胞は分裂&増殖が早い

ガン細胞はふつうの細胞よりも**細胞分裂のタイミングが早く、**ぽんぽん分裂して増えていきます。
その特徴に注目した抗がん剤も多いです。

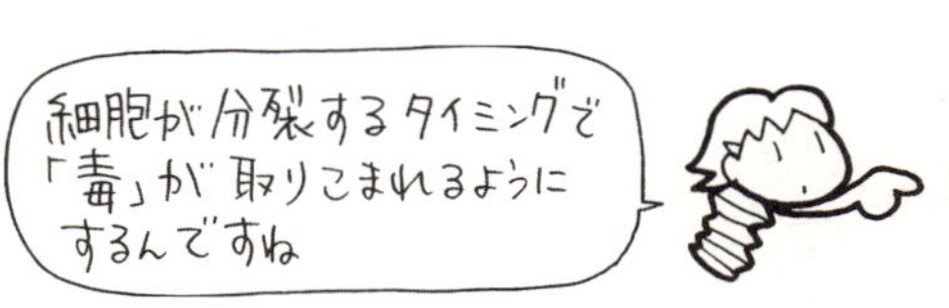
細胞が分裂するタイミングで「毒」が取りこまれるようにするんですね

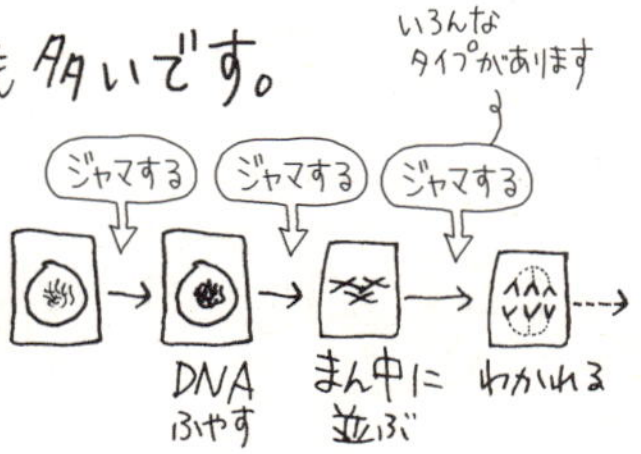
いろんなタイプがあります
ジャマする
ジャマする
ジャマする
DNAふやす
まん中に並ぶ
わかれる

まぁつまり**細胞分裂するところをアタックする**クスリなので、
人体の中の健康な**「分裂をくり返しているタイプの場所」**
にも根こそぎダメージを与えてしまいます。

例
・髪の毛
ごっそり
抜ける

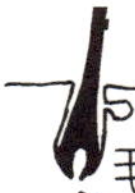

毛根
↑
ここ（毛母細胞）
が絶えず
新陳代謝している

・血液の
白血球

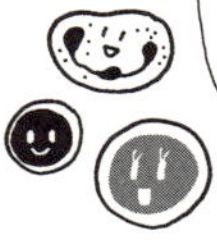

数が
がくんと
減る

バイ菌（第1章参照）と
戦えなくなり、
ひどい時は
無菌室に入ります

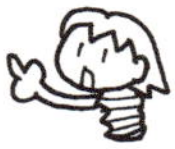

治療方針は医者とよく
話しあって決めましょう
ちゃんと納得してないと
耐えられないと思います
そんくらいキツイです

・腸の粘膜も
ボロボロに
なります

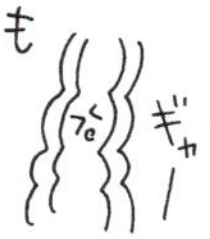

食欲が減って
すげえ
きもちわるい

ここらへんはよく**「抗がん剤の副作用」**と言われるものです。
正直、とってもつらいです。副作用に耐えられず死んでしまったり
治療を中断せざるをえなくなるケースもままあります。

昔、ガンを告知しなかった頃は患者さんご本人が治療に
不信感をいだいてしまい、トラブルになるケースがたくさんありました。
最近は患者さん本人にガンを告知することが多いですが、それは
本人にきちんと納得してガンと戦い、副作用に対処してもらうため
という側面もあります。

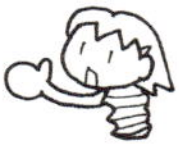

ガン細胞をゼロにはできない以上、
ガン細胞が"増えない"期間、"少ない"期間を
いかに長くたもつかが抗ガン剤の一番の役割になります。

ポイント(3) もうめんどくさいから物理的に**がんに直接注入しちゃえばいいんじゃね?**

がん細胞の近くまでカテーテルを
挿入して抗がん剤を打ち込みます。

- 濃い薬をガンに入れられる
- 全身への被害は少なくてすむ

というメリットあり!!

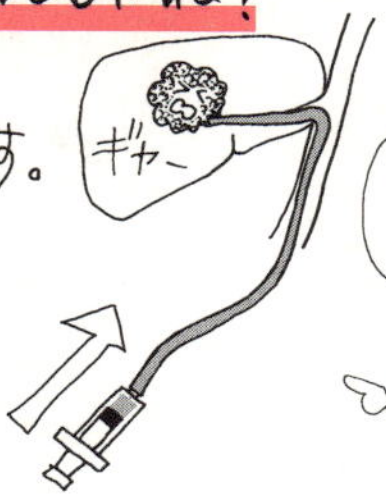

ただしカテーテルを
うまいことさしこめる
場所でないと厳しい

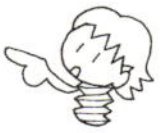

肝臓の
がんとかに
オススメ

▷抗がん剤が効きやすい!! 血液のがん!!

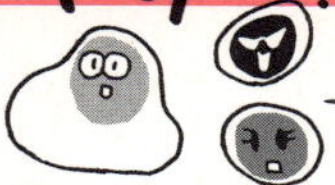

白血病が
有名ですねー

白血病や悪性リンパ腫など**血液のがん**は
抗がん剤によって完治する例がそこそこ多いです。
血液の中をガン細胞が流れているからクスリが効きやすいのかな?

完治して
日常生活を
普通に送ってる
人も多い
ですネ

※白血病も
型によっては
薬が効かない
のもあります

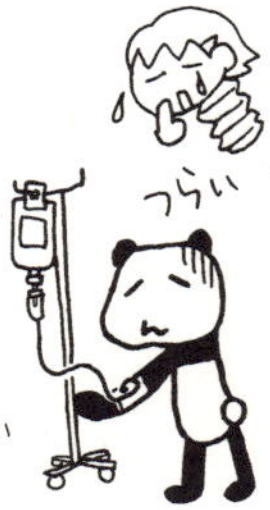

でも固形のかたちあるガンは抗がン剤じゃ
なかなか完治まではいきませんね……。
再発までの時間を長くする効果はありますが
なかなかゼロにはできない感じ……。
だからこそ抗がン剤には不信感や不要論が
根強く残ってしまうんですね。わからんでもない。

▷抗がん剤って効くの?効かないの?

えーっ
わけわかんない
よーっっ
結局効くの
効かないのーっっ

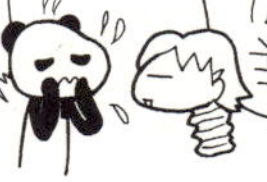

結局、そういう全か無か、白か黒か、というものじゃないのね。
必ずメリットとデメリットがある。個人差も大きいし
ガンの種類や広がり方によっても全然違う。
主治医とよく相談して納得いく治療をしましょう!!

ガンにあらがう：その3 放射線治療

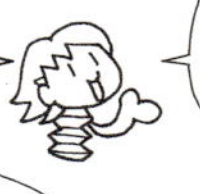

放射線と一口に言っても
いろいろあります
X線とか電子線とかγ《ガンマ》線とか

要は・体を透けて通る
・放射線が通った場所の
細胞に一定のダメージを
与えるような　ビームだと
思ってくれればOKです。

欧米ではかなり主流！でも
日本ではあんまり普及していない!!

ガン細胞のみに集中して
放射線をあててダメージを与える
&**周りの正常な細胞**の
受けるダメージを少なくするために
こうします。

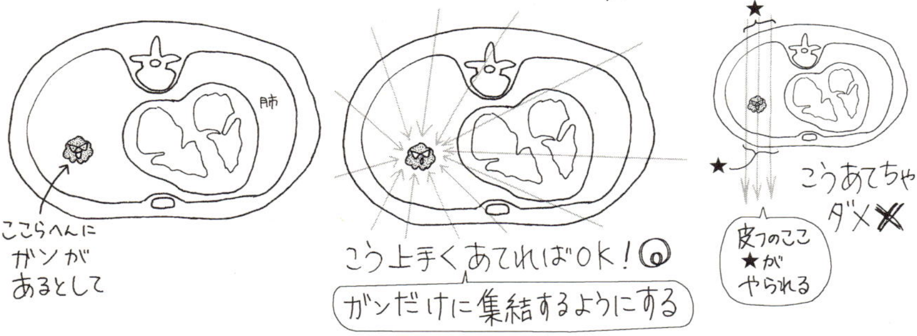
肺
ここらへんに
ガンが
あるとして
こう上手くあてればOK！◎
ガンだけに集結するようにする
★
★
こうあてちゃ
ダメ✕
皮フのここ
★が
やられる

周囲360°から放射線を当てる&もれないようにぶ厚い壁が必要なので、
すげえ大がかりな装置になります。

よって放射線治療が
できる病院は限られていて、
大学病院やがんセンターくらい。

⇨必要な場合は
紹介→転院
します。

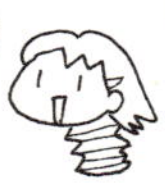

放射線がとてもよく効くガンには
積極的に放射線治療をします。
（舌ガン・前立腺ガンなど）
オペするのが大変な深い場所にできたガン
（脳腫瘍とか）
機能を残したい場所のガン
（舌や声帯など）にも有効です。

色々あるけど、余命はあと3ヶ月くらいかなーみたいな。

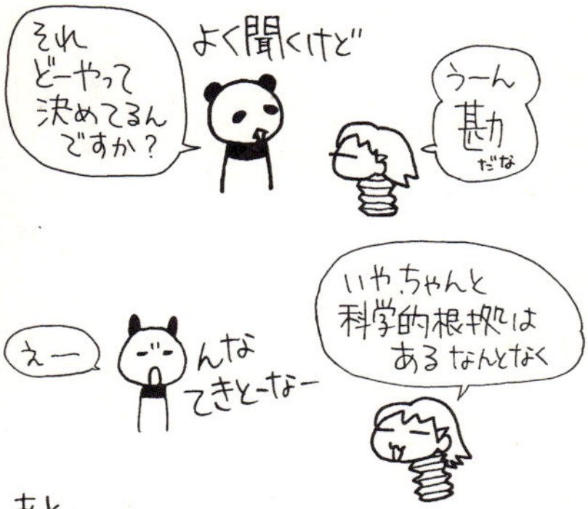
それ
どーやって
決めてるん
ですか？
よく聞くけど
うーん
勘
だな
えー
んな
てきとーなー
いや、ちゃんと
科学的根拠は
ある なんとなく

「ガン細胞が生まれてしまった」あと、
どのくらい生きていられるかはこんな要素で決まります

(1) もともとの ガンの種類
(2) 爆発力 （転移しやすいタイプか否か、とか ふくらんでいくスピードの早さ とか）
(3) 手術した時、どのくらい取り切れたか
(4) 抗がん剤がどのくらい効くか
(5) ご本人の基礎体力
(6) 過去の統計的データ
(7) 医者の経験や勘

から、だいたい判断ます。実は明確な根拠はありません。

「直接の死因」が何になるかもわかりません。
でも、これらの要素を総合的にあわせると
なんとなくこのくらいの余命だろうなーって思うのよね。

例 55歳男性 Aさん
働き盛り
：1年前から便に血がつく

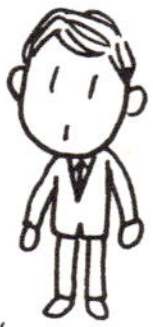

⇒ 大腸ガン

大きさ5cm

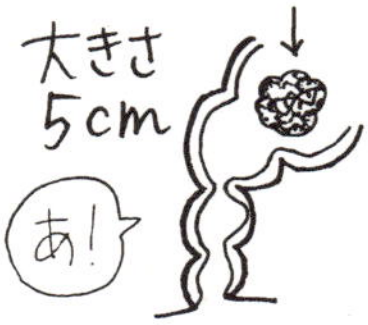
あ!

⇒ 肝臓にも
うつってた——!!
うぇーん!!

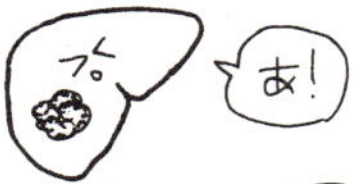
ぷく
あ!

⇒ もうどう
頑張っても
手術では
取り切れ
ません。

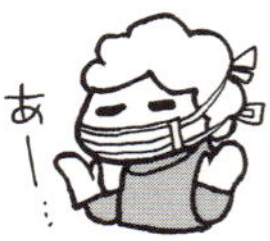
あー…

ということはAさんは遅かれ早かれ大腸ガンのせいで死にます。**死因は決定しました。**

では ←前ページの余命を決める要素を見てみると……。

(1) 大腸ガン

(2) 爆発力：若いのでありそう。

(3) オペ：とりきれなかった。

(4) 抗がん剤：まぁ2年くらいは効くでしょう。
未来永劫は無理。

(5) 体力：若いのですごくある。（逆につらい）

(6) 原発巣の大きさや転移の有無などから
5年生存率を割り出した
統計データがあります。 ←

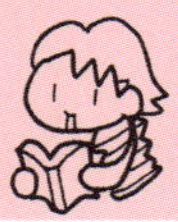
日本では
「がん取扱い規約」
という本に
まとめられています

以上をあわせて (7) 医者の勘と経験 で
「まぁ3年くらいはもつでしょう……」
とゆーことになります。

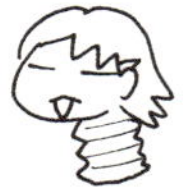
(7)があるので、医者によって
多少言うことが違ったりもします

おそらくこんな結果

Aさんは入院して
直腸とる＋人工肛門
＋肝臓もちょっととる という
オペをしました

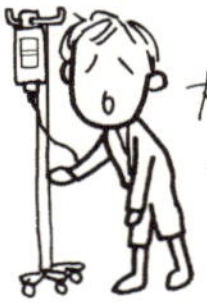
大手術!!
ヨロヨロ

しかし
とりきれませんでした……。 → 1 へ

とりきれました!! → 2 へ

1 とりきれなかったガン細胞を**抗ガン剤**で叩きましょ！

2 ガン細胞が残ってるかもしれないので**念のため**
抗ガン剤で叩きましょ！

結局合流

→ **抗ガン剤の点滴** → 3 ガンが消えた!! やった!!
④へ

くり返し何クールもやります

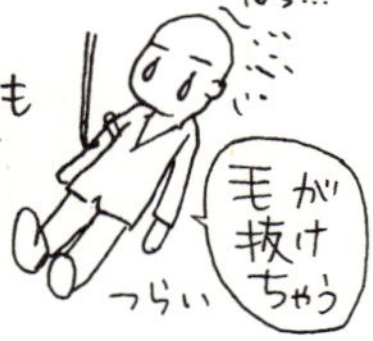
はら…
毛が抜けちゃう
つらい

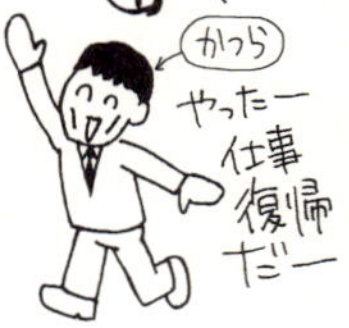
かつら
やったー仕事復帰だー

→ 4 でも1個1個のガン細胞は小さいので
かなりの大きさに育たないと
CTやMRIで目に見える
ようにはなりません

→ 5 **ガン細胞が少しでも残っていると……**
復活してきます。

俗に言う
「再発」です

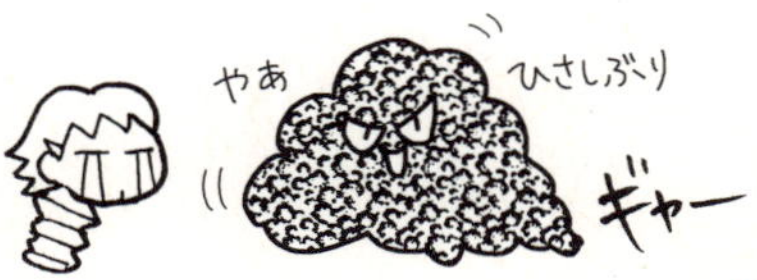
やあ
ひさしぶり
ギャー

⑥もちろん手術《オペ》で
取れる場所なら
再手術しますが

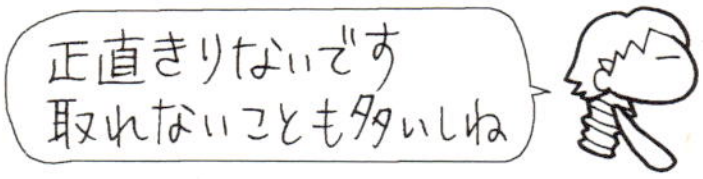
正直きりないです
取れないことも多いしね

⑦肝臓がおされて死ぬ……
脳がおされて死ぬ……
肺が潰れて死ぬ……

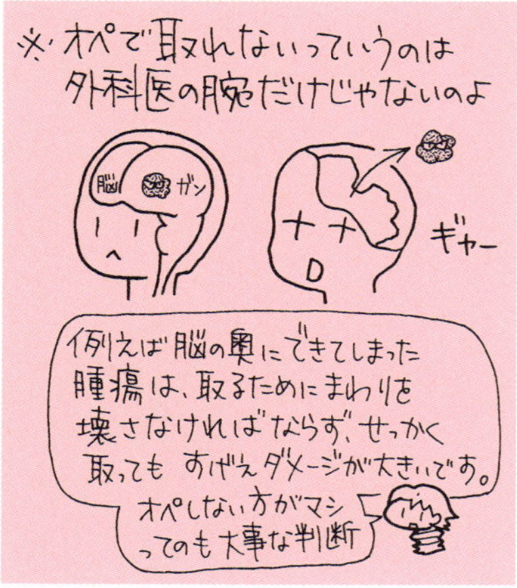
※オペで取れないっていうのは
外科医の腕だけじゃないのよ
脳
ガン
ギャー
例えば脳の奥にできてしまった
腫瘍は、取るためにまわりを
壊さなければならず、せっかく
取ってもすげえダメージが大きいです。
オペしない方がマシ
ってのも大事な判断

ガンからの出血多量で死ぬ……
ガン細胞の出す変な液体のせいで血液がおかしくなって
心臓が止まる…… etc

ここまでいくとどっちにしろ**無理ゲー**で、
どこかでいきづまって
死にます。

すげえ
巨大な
敵
しゅばば
ひえー
ばばばば

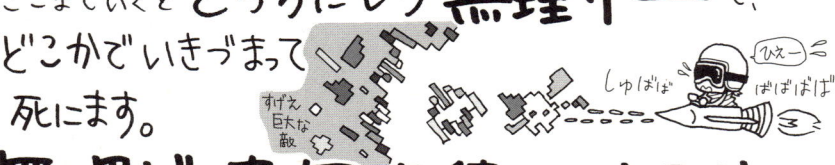

無理ゲーを何ヶ月続けられるかが
「ガン患者の余命」だとも言えます。

▷がん細胞も私の子供なのだ、でもなぁ

がん細胞はよそから来た外敵ではなく、**自分の一部**であり、
自分の体が生み出したミュータントです。
ある意味、がん細胞も私の子供で、自分の生み出した子供に殺される
わけです。変ですよね。「どうして？」って思いますよね。理不尽ですよね。

そもそもなんでガンなんてできるの?

ガンは細胞が分裂する時の**DNAのコピペミス**と言いました。
例えば……どんなすご腕の曲芸師だって
綱渡り100万回やれば
1回ぐらいミスしますよね。

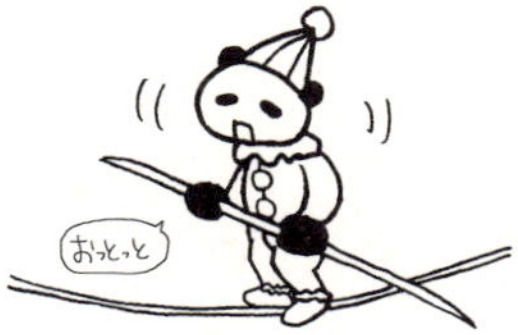

1億回やればミスは**100回**になります。
100回もミスすれば**1回くらい致命傷を負う**かもしれません。
その1回で首の骨が折れて死んでしまうかもしれません。

細胞がガンになる、というのはこーゆー感じです。

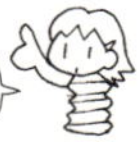

細胞分裂した回数が多ければ多い程ガンになる可能性が上がる、つまり
長く生きていれば長く生きているほど
ガンはできやすくなります。
年をとればとるほどガンになりやすくなるのです。

□**人類という種族全体で生き残る**という
視点で見れば、お年寄りつまり**古い個体**がのさばり続けるのは
イマイチです。これはライオンでも犬でも鳥でも虫でもそう。
歳をとるほどガン細胞が生まれやすくなる、というのは
人類全体として見れば、
理にかなった自殺装置なのかもしれません。

老人のガンはゆるやかに成長するから
オペの必要すらないことも多いくらいです

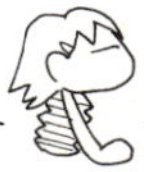

つーか
オペすると逆に
負担が大きすぎて
早死にしちゃうんだよね

でも、若い人におこると悲劇

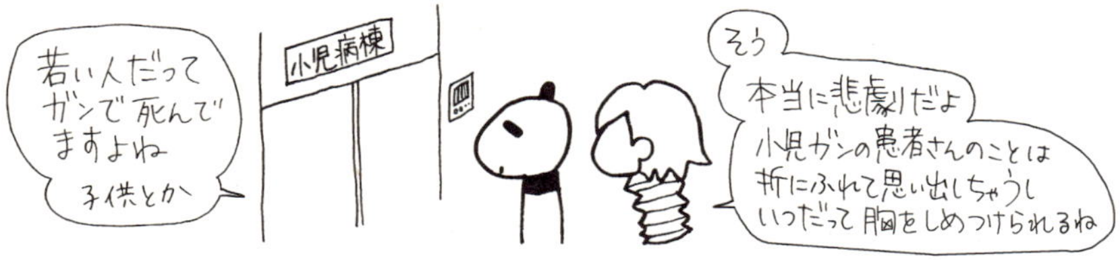
小児病棟
若い人だって
ガンで死んで
ますよね
子供とか
そう
本当に悲劇だよ
小児ガンの患者さんのことは
折にふれて思い出しちゃうし
いつだって胸をしめつけられるね

若い人のガンは**宝くじ**に当たってしまったようなもんです

さっきの綱わたり職人に例えると……。
例え失敗するのが100万回に1回でも、それが**最初の1回**で当たってしまう人もいます。これは「当たりくじを何回目で引くか」ってだけの話で、**ただの運**です。

※人によっては
ガンになりやすい家系とか
遺伝するガンもあります

※ウィルスや細菌にかかることにより
ガンになることもあります

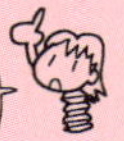
これらはロシアン・ルーレットの
当たり確率を上げる要素と
思いましょう

若い人のガンは、ガン自体も生きが良くて血行も豊富だったり、転移のスピードも早かったりします。病院へ行く習慣もないし、無理もきくため

症状が出た&発見した時には手遅れというパターンも多くなります。つらいです。

ガンのまとめ

がん細胞は**おかしくなった自分**です。

だからこそ**排除がむずかしい**のです。

第3章

日ごろの不摂生がたたって死ぬということ

～生活習慣病～

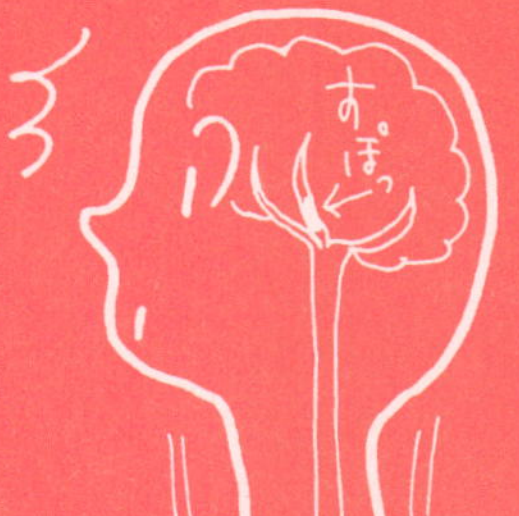

太古の昔から日本人は
米や麦やいもや木の実やあわやひえ（炭水化物）
魚とか貝とか大豆とか（タンパク質）を食べて暮らしていました。
そーやって日本人は何万年も暮らしてきました。

むしろ山と川と海ばかりの狭い島国で
限られた食料＆限られたカロリーのなか

いかに燃費をよくするか!? が大切でした。

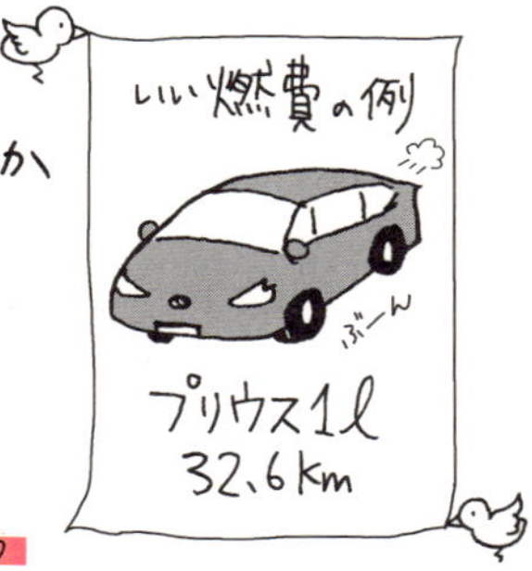
いい燃費の例
ぶーん
プリウス1ℓ
32、6km

米と魚と大豆だけの粗食でも、
なんとか飢え死にせずに
生きていける人間が
生命力の強い人間だったのです。

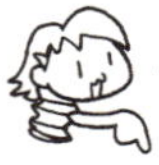

酪農つまり
動物をたくさん飼ってその
肉や乳や卵を食って暮らす、
というスタイルには
広い牧草地が必要なのだ。
山の多い日本では難しかった。

ところが!!

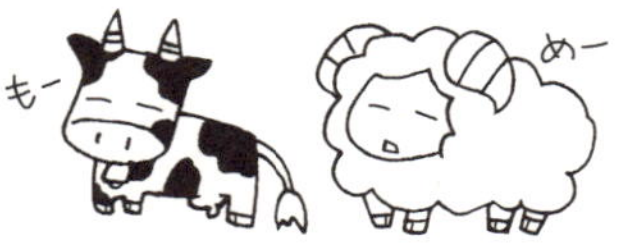
もー
めー

日本人なら米を食え!!ってか!?

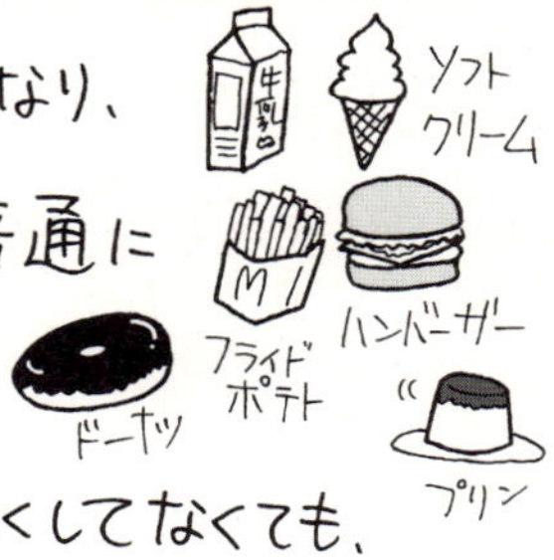

開国→西洋化→豊かな食生活になり、
乳製品や肉や油や卵が普通に
たくさん食べられるようになりました。

平成の現在は、別にぜいたくしてなくても、
普通の食生活を送っていても、日本人のDNAにとって
卵やバターや肉が多いのです。

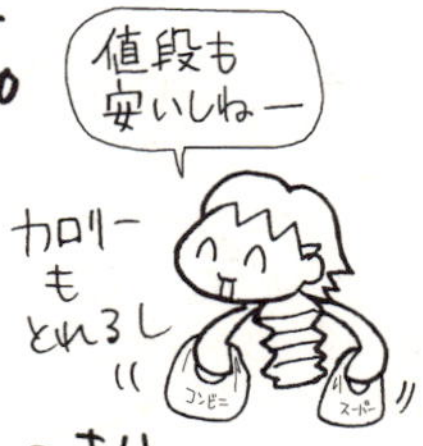

粗食を心がけていたとしても、
それでも糖分や油分が多いのです。

こんな食習慣は第2次世界大戦後つまり
ここ60年くらいに一気におこった
変化なのだ!! あまりに急激です。
我々の体はとてもついていけてない。

→気が付いたら血液が
お砂糖やバターや
油まみれになって……

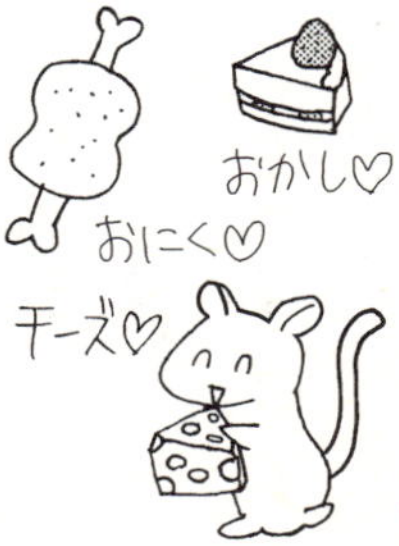

血管にバターがつまる!!
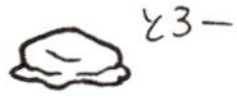
とろー

血管にお砂糖がつまる!!
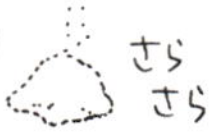
さら
さら

血管の壁が固くボロボロになる!!
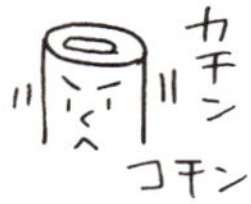
カチン
コチン

油や食材の切れはしが台所のパイプの壁についてドロドロと汚れがたまっていくように、年々少しずつドロドロがたまって……気がついたら

⇒ **心臓の血管がつまった!**

〜→ **心筋梗塞**で死ぬ

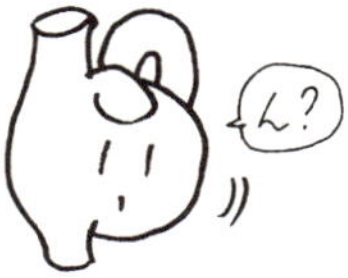
ん?

⇒ **脳の血管がつまった!**

〜→ **脳梗塞**で死ぬ

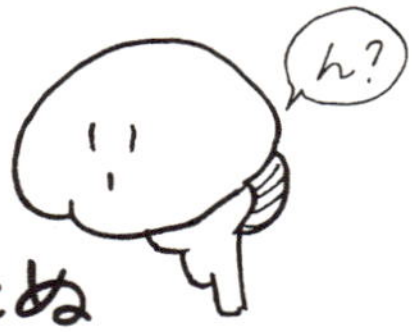
ん?

⇒ **脳の血管がボロボロになって切れた!!**

パンッ!! 〜→ **脳出血**で死ぬ

▷ パイプは急につまります。

基本は台所のパイプ汚れと同じです。

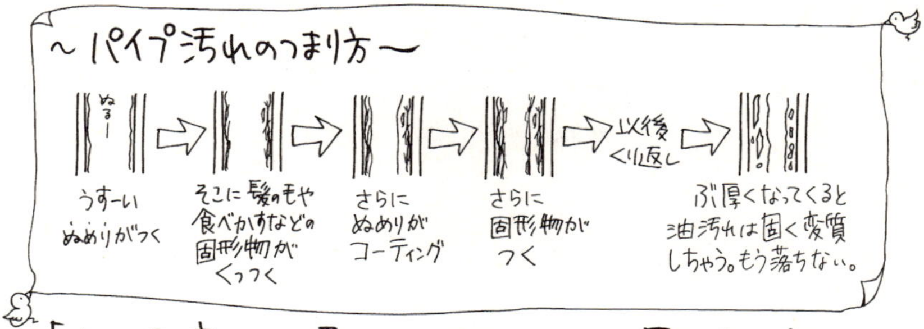
〜パイプ汚れのつまり方〜
ぬるー
うすーい
ぬめりがつく
そこに髪の毛や
食べかすなどの
固形物が
くっつく
さらに
ぬめりが
コーティング
さらに
固形物が
つく
以後
くり返し
ぶ厚くなってくると
油汚れは固く変質
しちゃう。もう落ちない。

「あれ？流れが悪くなってきたな」と**思った時**には実はかなりつまっています。それからあわててキレイな水を流したりパイプクリーナーを使っても**もう遅い。**

排水口のパイプがつまるしくみ

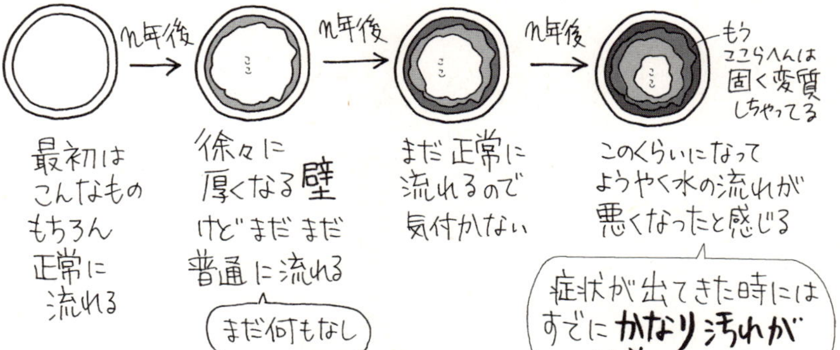
n年後
n年後
n年後
ここ
ここ
ここ
もう
ここらへんは
固く変質
しちゃってる
最初は
こんなもの
もちろん
正常に
流れる
徐々に
厚くなる壁
けどまだ まだ
普通に流れる
まだ何もなし
まだ正常に
流れるので
気付かない
このくらいになって
ようやく水の流れが
悪くなったと感じる
症状が出てきた時には
すでにかなり汚れが
付着している

たまった油汚れは年月が経つと**固くなります。**こうなると家庭向けの液体パイプクリーナーではそうじしきれません。ワイヤーを入れて物理的にゴリゴリと汚れをそうじすることになります。

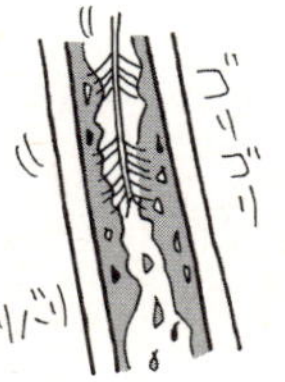
ゴリゴリ
バリバリ

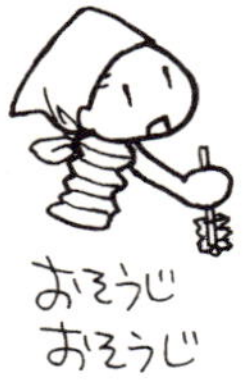
おそうじ
おそうじ

台所や浴室のパイプは1年に1回くらいそうじしましょうネ
普段はきちんと流れて問題なく使えていても、ある日突然、ちょっとした水アカや髪の毛やホコリでつまるのです。それに気付いた時にはもう素人にはとりかえしがつかなかったりします。

人間の血管でも同じです。流れが悪くなってからちょっと血栓をとかしたり血をサラサラにして固まりにくくする薬を使ったところで、**汚れを除去することができない。硬化してしまった動脈も（動脈硬化っていう）やわらか〜くは戻りません。**

⇒ 何かのきっかけで
一気につまると
急性の心筋梗塞や脳梗塞になります

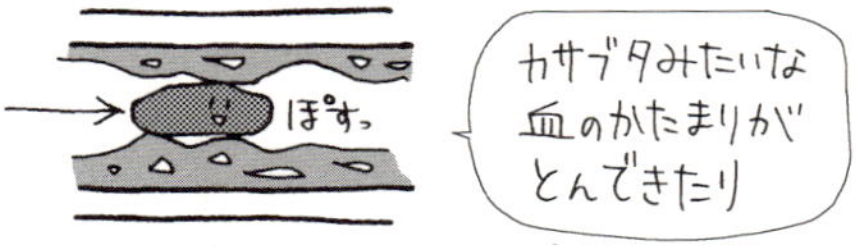
ぽすっ
カサブタみたいな
血のかたまりが
とんできたり

⇒ 何かのきっかけで
血管がちょっとキュッと縮むと
それだけで**完全に血行がなくなる**

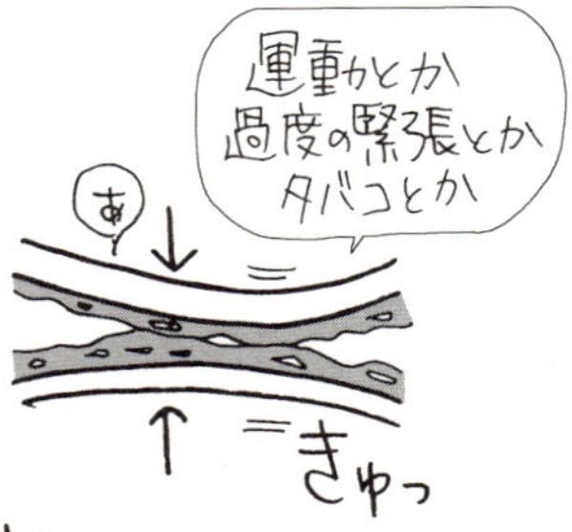
運動とか
過度の緊張とか
タバコとか
あ
きゅっ

⇒ **運動**したりして**たくさん血と酸素が必要になった**時にも
血が足りなくなります。

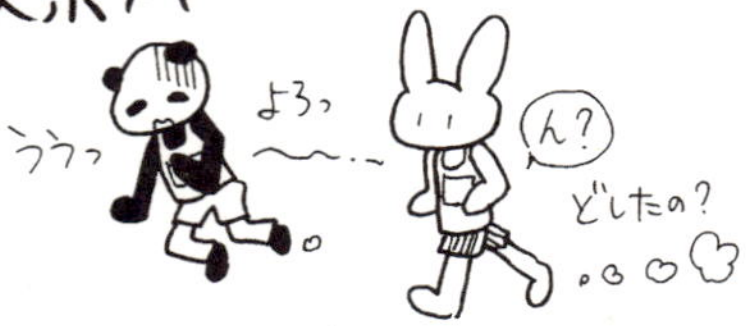
ううっ
よろっ
ん？
どしたの？

長年流してきた水の問題なので、
病気の気配もない**若いころからキレイな血液**を
流しつづけて**汚れをためない**必要があるわけです。

血管には太い血管と細い血管がある

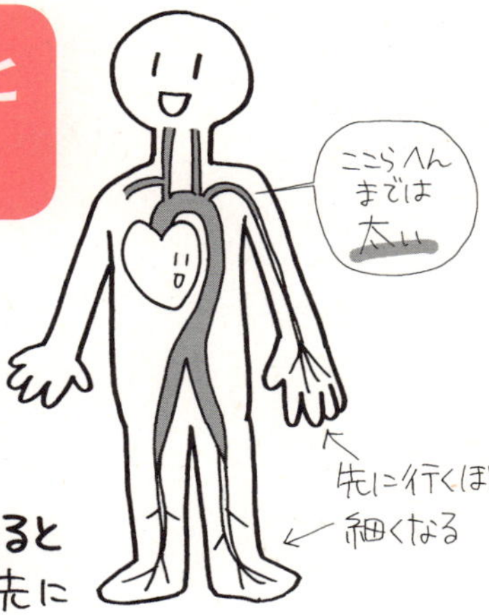
ここらへんまでは太い
先に行くほど細くなる

▷細い血管がつまるとどーなるの？

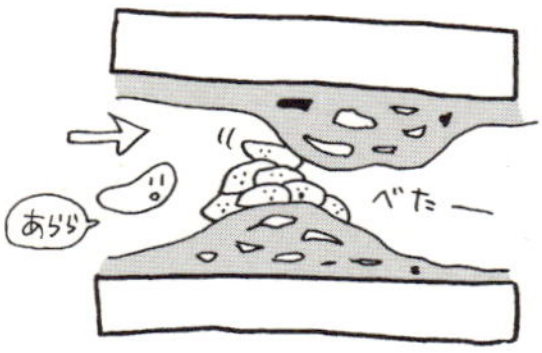
あらら
べたー

細い血管がつまると
もちろんつまった先に
血液が行かなくなって、その先にあるものが
死にます。手足の血管ならその先の指が腐ります。

脳の血管なら脳が死に、心臓の血管なら心臓が死にます。
それが生きていくのに大事な臓器だった場合、
人間の本体ごと死にます。

▷太い血管がつまるとどーなるの？

太い血管に油汚れやバターがくっつくと……

1 壁のまわりに
ベタベタ
ドロドロが
くっつきます。

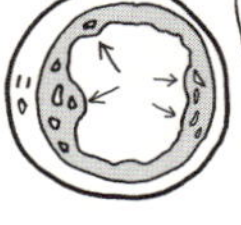

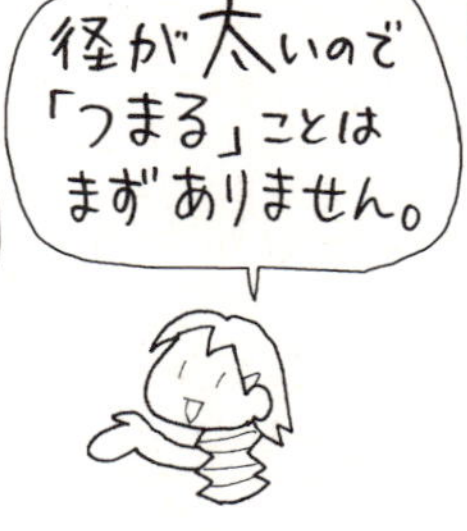
径が太いので
「つまる」ことは
まずありません。

2 時間がたつと
固くなってきます。
カチカチの
パッキ
パキに
なります。

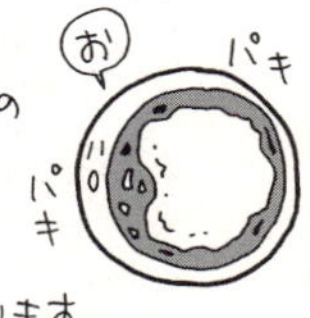
お
パキ
パキ

③ 心臓の近くの太い血管も

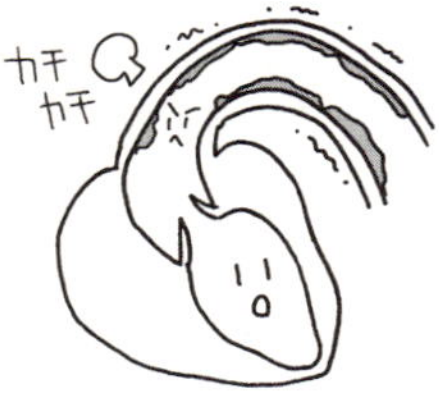

カチカチになって柔軟性がなくなるので

④ 心臓の圧力がそのまま

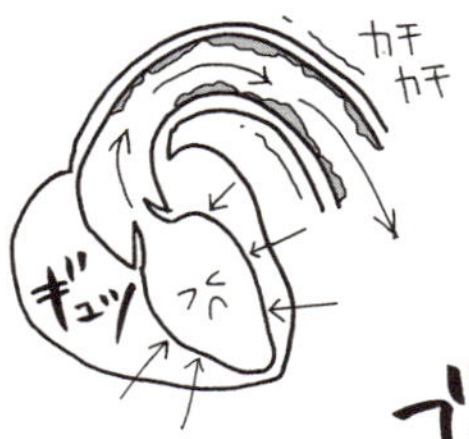

体の末端まで行っちゃいます

ゴー

⑤ **血圧**が上がります。

⟹ 詳しくはP107「高血圧」のページへGo!

⑥ さらに

ここが石灰化して骨みたいに固くなる

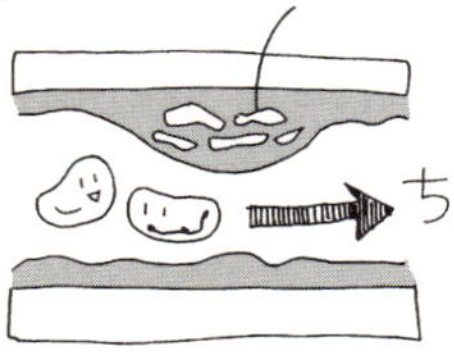

⑦ 固くなったところがちょっと裂けると

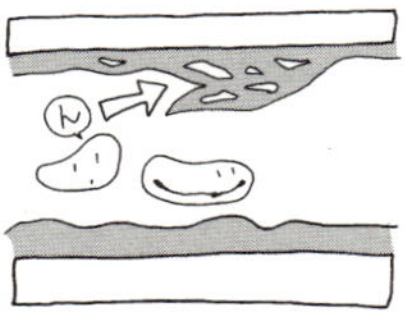

⑧ あっというまにどんどんめくれて

ふさがる

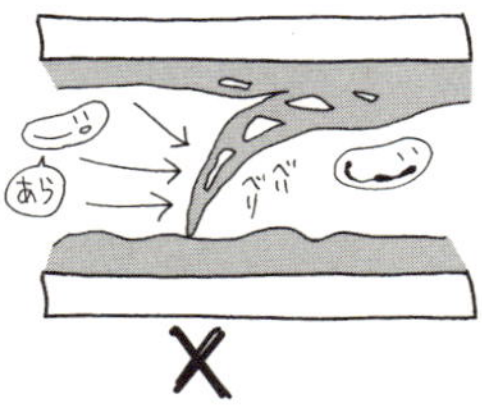

⑨ **血管がつまります**

→その先にあるものが死にます

脳の血管なら**脳梗塞**→脳が死ぬ

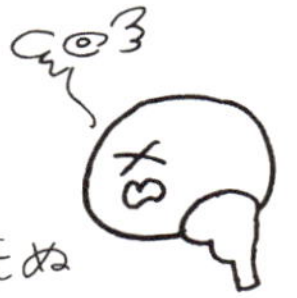

⟹ 心臓の血管なら**心筋梗塞**→心臓が死ぬ

肺の血管なら**肺塞栓**→肺が死ぬ

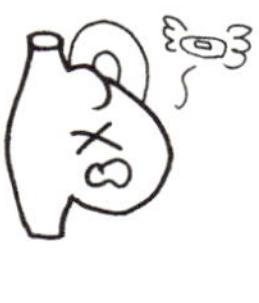

⟹ **本体も死ぬ**

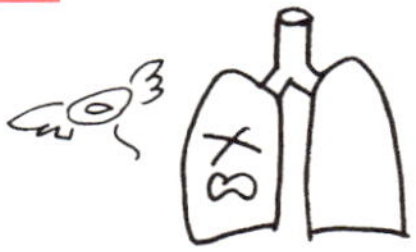

固くなった壁の一部が

⑩ はがれると

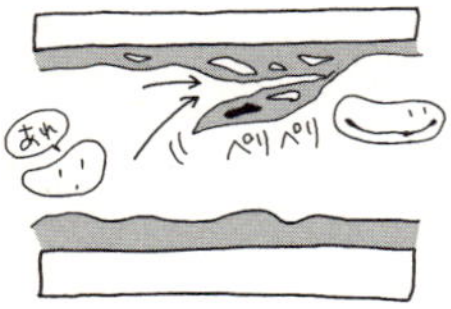
あれ
ペリペリ

⑪ 飛んだ!!

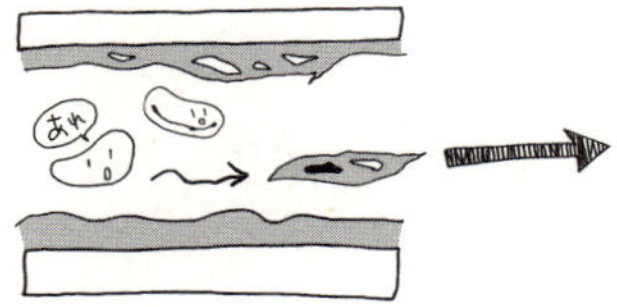
あれ

⑫ 下流のどこか細い血管でつまります

⑬ 血管がつまります

→ その先にあるものが死にます

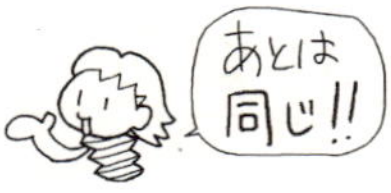
あとは同じ!!

心臓の血管がつまるということ

心臓は全身に血を送るポンプです。
その心臓自体も大きな筋肉のかたまりで、
心臓のキンニク自体に血を送るための血管があります。

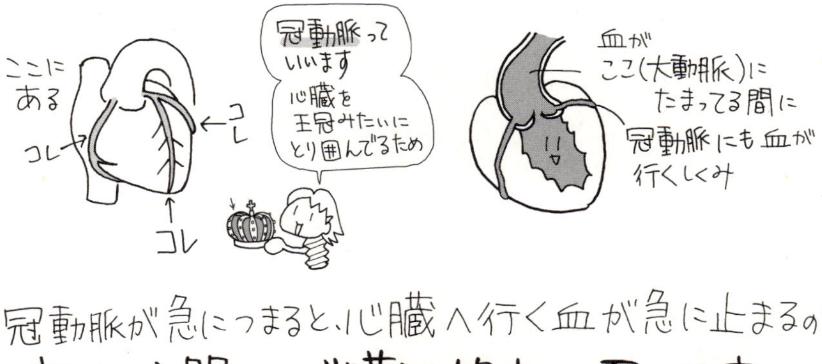
ここにある
コレ
コレ
コレ
冠動脈っていいます
心臓を王冠みたいにとり囲んでるため
血がここ(大動脈)にたまってる間に冠動脈にも血が行くしくみ

冠動脈が急につまると、心臓へ行く血が急に止まるので
あっという間に心臓の筋肉が死にます。

心臓が死んだらヒトの本体も死にます。**ジ・エンドです。**
これが「**急性心筋梗塞**」ってやつです。

ただしこれは"急に"つまった場合。
ゆっくりつまっていった場合は
もう少し余裕があります。急死はしないですむ。

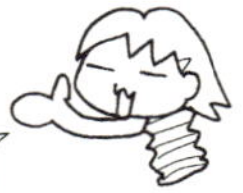

1 油汚れがついたせいで
ゆーっくり狭くなっていって

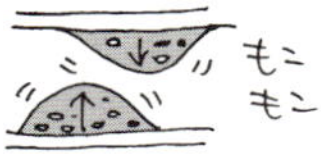
もこ
もこ

2 何かのきっかけで
血管がキューッと
ちぢんだら

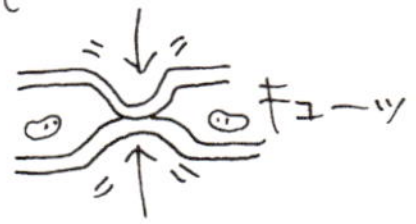
キューーッ

3

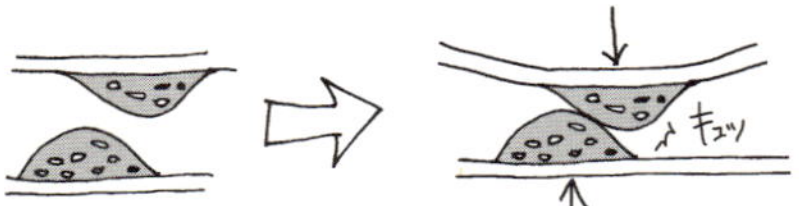
キュッ

通っていたものが　通らなくなる

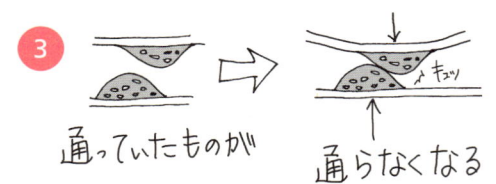

えっ
ほっ

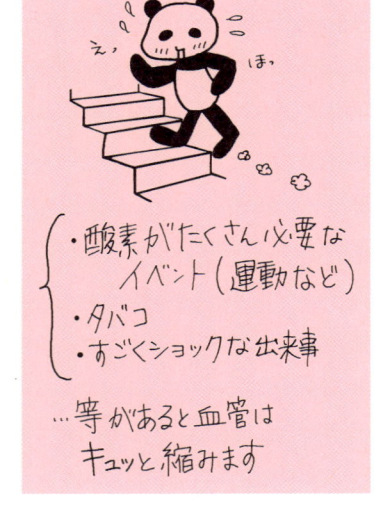

・酸素がたくさん必要なイベント（運動など）
・タバコ
・すごくショックな出来事

…等があると血管はキュッと縮みます

4

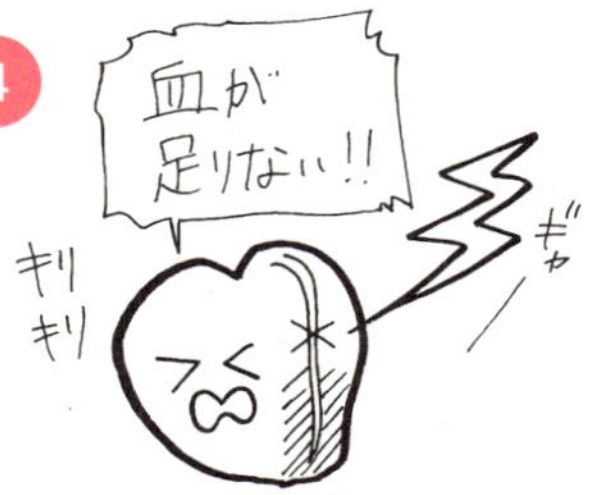
血が
足りない!!
キリ
キリ
ギャ

→心臓が痛くなります
（**狭心症**っていう）

5 多くの場合は
15分以内に
ちぢんだ血管が
元に戻ります

胸の痛みも
おさまります

6 血行が元に戻らなかった場合は
本当に血が足りなくなって
酸素不足になり
心臓の筋肉が死にはじめます

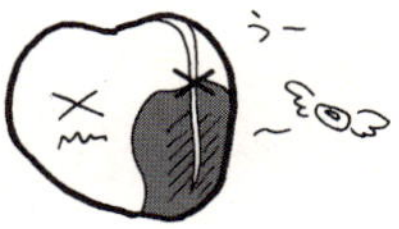
うー

→ **ホンモノの心筋梗塞**に移行していく

→ 心臓が全身に血を送り出せなくなり
いろんな臓器が酸素不足で死にます

→ 本体の人間も死にます。

脳の血管がつまるということ

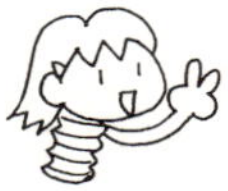

これも「急につまるか」「ゆっくりつまるか」で2パターンあります

パターン1　純粋に細い血管が徐々につまっていく

脳の中のいろいろなところで
細い動脈が
散発的につまるので
ポツポツと小さい脳梗塞が
パラパラと広がってる感じになる

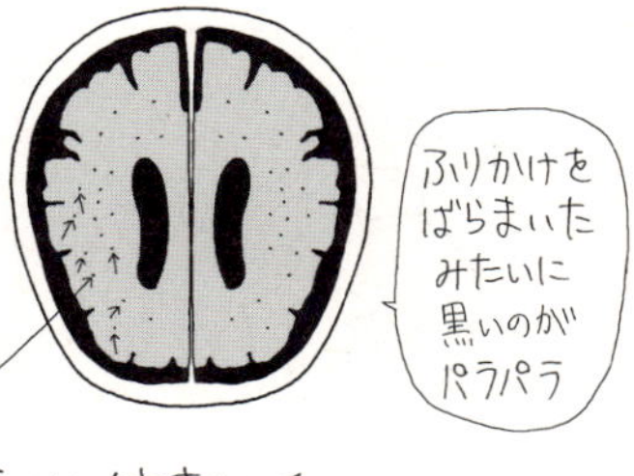
ふりかけをばらまいたみたいに黒いのがパラパラ

急につまるわけではないので途中で気が付きにくい
→気付いた時には**認知症**になっている
というパターンが多いです。

パターン2 どっかから**血のかたまり**が飛んでくる

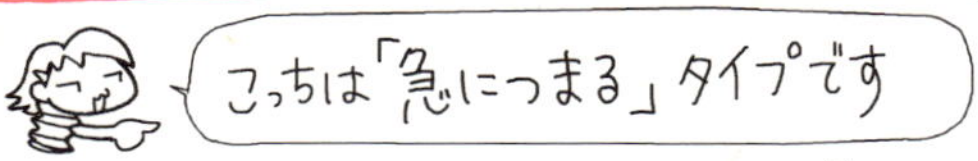
こっちは「急につまる」タイプです

・心臓の中で
血のかたまりができた

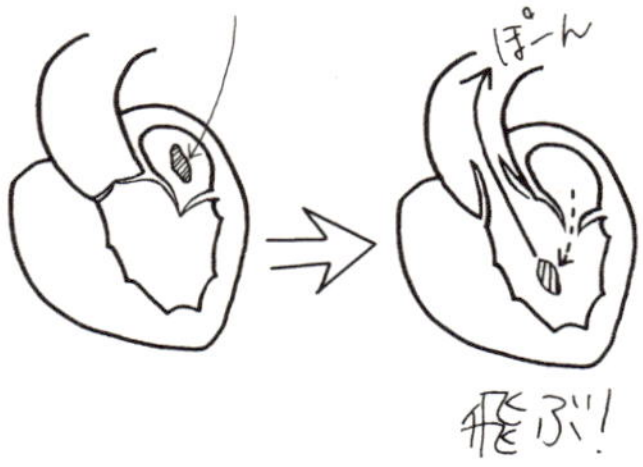
ぽーん
飛ぶ!

・首とかの動脈にできた
コレステロールのかたまりが
はがれて飛ぶ

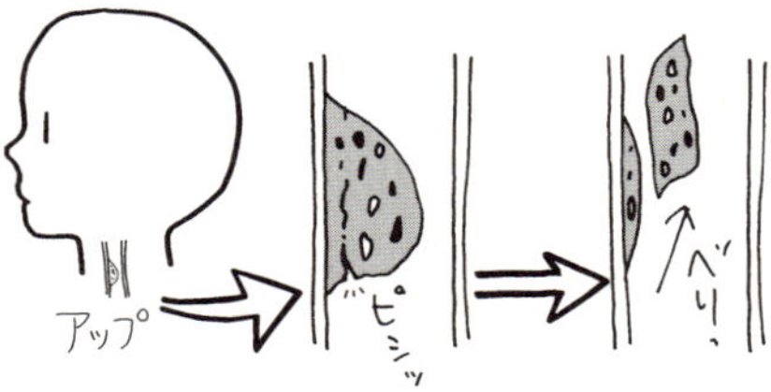
アップ
ピシッ
ベリ!

けっこう大きめの血のかたまりが飛ぶので脳の太い血管が
スポッとつまります

→急にドゴッと広い範囲の脳が死にます。

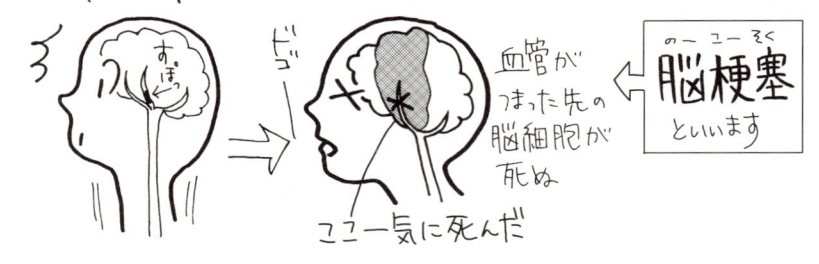

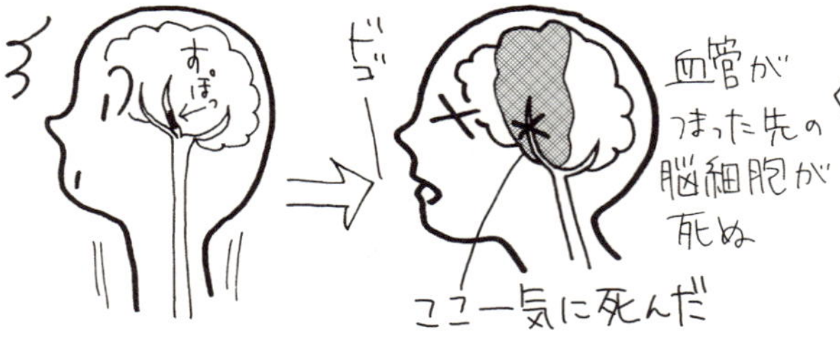
すぽっ
ドゴ
血管が
つまった先の
脳細胞が
死ぬ
ここ一気に死んだ

脳梗塞《のーこーそく》
といいます

脳の血管がパーン!!すること

脳の血管が**つまる** だけでなく 脳の血管が **切れる** こともあります

(1) 血圧がすげえ高くなる
(2) 長年の不摂生で血管の壁がボロボロ

} 2つの**合わせ技**で

血管がパン!!します

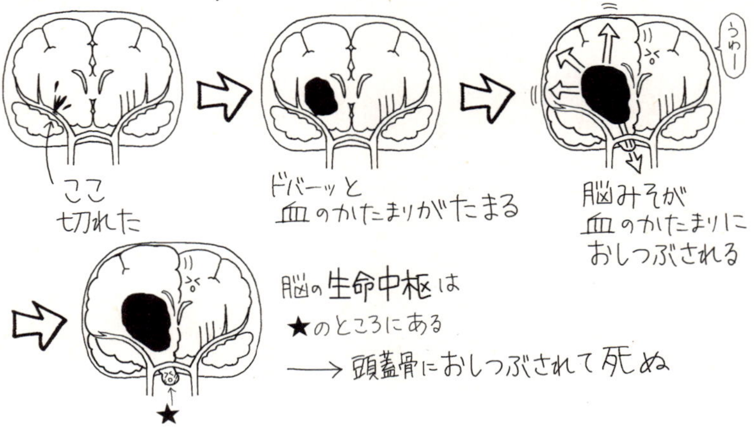
ここ
切れた
ドバーッと
血のかたまりがたまる
うわー
脳みそが
血のかたまりに
おしつぶされる
脳の生命中枢は
★のところにある
→頭蓋骨におしつぶされて死ぬ
★

脳の血管が **つまる** =脳梗塞《のーこーそく》
脳の血管が **切れる** =脳出血《のーしゅっけつ》
} 2つあわせて「脳卒中《のうそっちゅー》」と言います

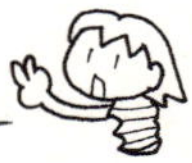

脳卒中っていうのは 正式な病名ではなく、
「脳になんかあって急にばったり倒れた」くらいの意味です。
脳梗塞・脳出血の他にも くも膜下出血とかでもアリ。

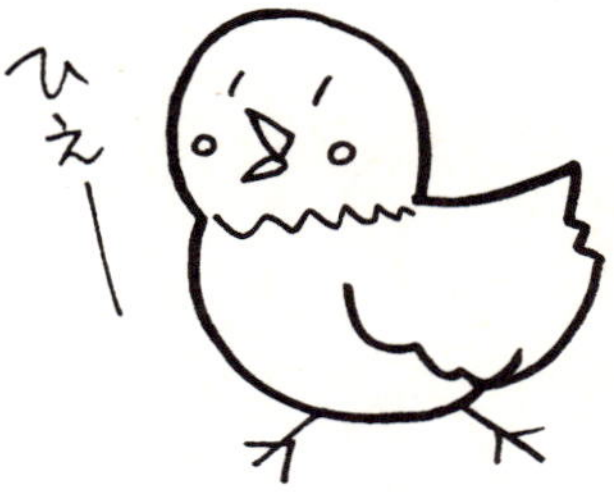
ひえー

4つの生活習慣病

お砂糖ゃバターゃ油まみれの血液が流れているせいで
血管が古いパイプのごとくボロボロになっていっちゃう状態を、
若いころからなんとかしないといけません。

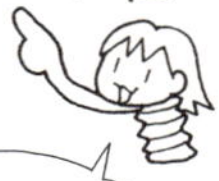

病気の症状が
出てからじゃ遅い。
心筋梗塞や
脳梗塞で死んじゃう!

厚生労働省さまはこの状態を
「生活習慣病」と名付けて
若いうちから指導することにしました

メジャーどころ4つだよ!!

1 **高血圧** 血管がもう固くなっちゃった

2 **糖尿病** つまり血の中に**糖分**が多い

3 **高脂血症** つまり血の中に**油分**が多い

4 **痛風(高尿酸血症)** つまり血の中に**尿酸**が多い

どれも健康診断でよくチェックされる病気ですね——
あとで1つ1つ見ていきますよ——

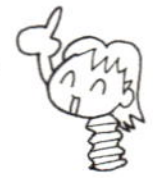

▷ 糖分か、油か、尿酸か、何がつまるか

生活習慣病の種類によって
どこがつまるか?どの臓器がやられるか?が
変わります。つまりやすい場所/つまりにくい場所があるんだな。

1 高血圧で死ぬということ

▷ なんで血圧が高くなるの？

心臓近くの太い血管に

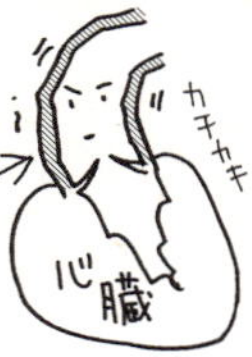

汚れがついて **固くなる**ことが 原因です

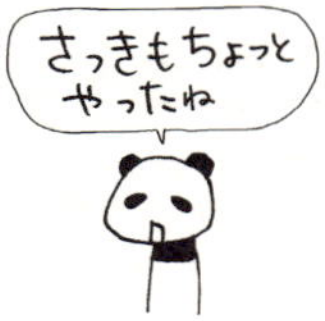

▷ 高血圧のしくみ

1 心臓は **ポンプ**のように血を ドバッと出します

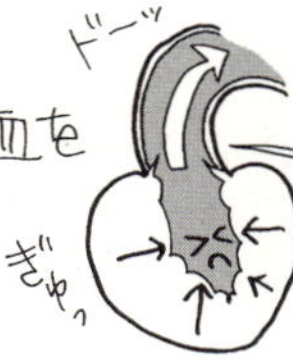

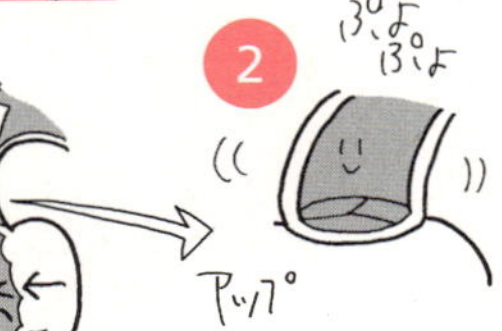

2 心臓近くの太い血管は もともと **弾力があって やわらかく、**

3 心臓がブシューッと ふき出した血を やわらかい壁で やさしく受けとめて

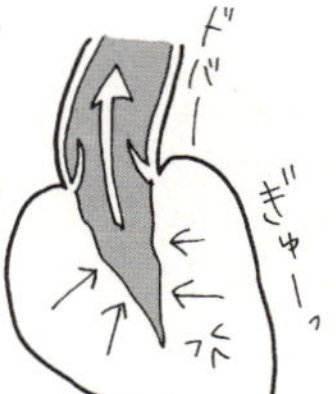

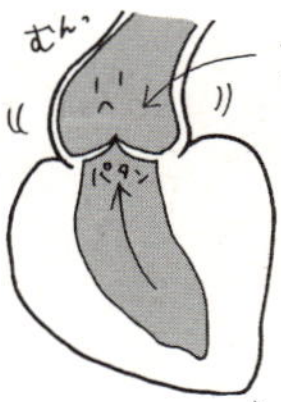

ここでちょっと 血を貯める プールのような 役割をする

4 心臓が拡張している (血をふき出してない)間も **そこそこ高い圧力で** 血を体のすみずみまで 行きわたらせる 効果があります

心臓が 縮んでる時間は とーぜん 体中に血が行く
↑
圧力高い!!
血圧の「上」の状態

それ以外の時間にも 血液が送られている 状態になる
↑
圧力低め!!
血圧の「下」の状態

ところが……

5 血管が硬くパリパリになると

ここの太い動脈でプールのように血を貯めこむことができなくなり……

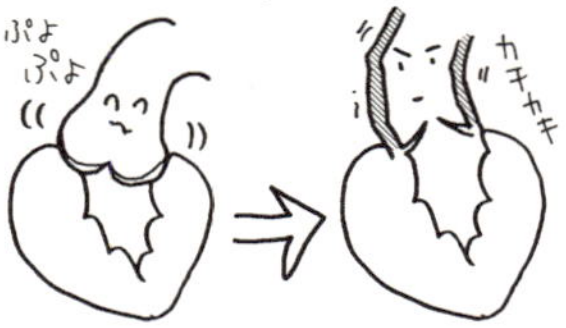

6 古い鉄パイプのように**ただ血を流すだけ**になります

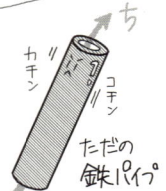

7 心臓そのままの圧力がそのまま全身の末端まで行くようになります

8 末端の血管の壁はそんなに強い圧力に耐えられるようにはできていないので、

血管がパン!! します

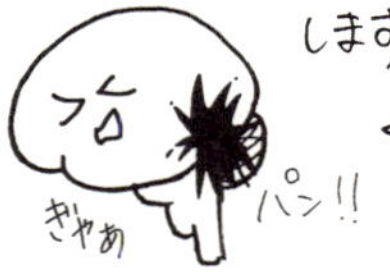

脳の血管がパーンする＝脳出血です

死にます

9 もちろんここで測る血圧も上がります

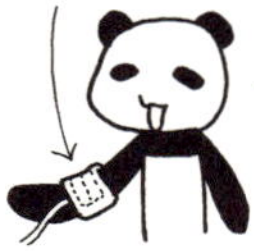

血圧のいちおうの基準

血圧の（いちおうの）基準はコレ!!

至適血圧	<120	かつ	<80
正常血圧	<130	かつ	<85
正常高値血圧	130〜139	または	85〜89
Ⅰ度高血圧	140〜159	または	90〜99
Ⅱ度高血圧	160〜179	または	100〜109
Ⅲ度高血圧	≧180	または	≧110
（孤立性）収縮期高血圧	≧140	かつ	<90

ここが一般的にいう高血圧（Ⅰ度〜Ⅲ度高血圧）

なにこれーこんなに覚えらんないよー

その通り

2014年現在『高血圧治療ガイドライン2009』より

ちょっと前まではこれだけでとってもシンプルだったのよ

上が 下が
140/90より上だと高血圧

しかも基準は**コロコロ**変わります。
日本の厚生労働省や学会が~~勝手に~~独自に決めているので
お国の方針や学会の方針によって基準がコロコロ変わったり
増えたりします。あ、違った。
リアルタイムな現状にあわせて**柔軟に対応**しているので、
基準値も随時変わります。

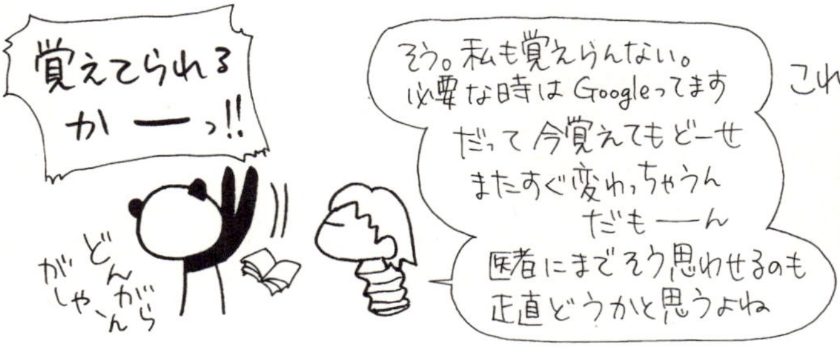
覚えてられるかーっ!!
がしゃーん
どんがら
そう。私も覚えらんない。
必要な時はGoogleってます
だって今覚えてもどーせ
またすぐ変わっちゃうん
だもーん
医者にまでそう思わせるのも
正直どうかと思うよね

これ↓だけ覚えましょう

140より上だと
高血圧

2 糖尿病でなぜ死ぬのか

▷おしっこが砂糖まみれってこと?

その名の通り**尿が甘く**なります。採血がろくにできなかった
時代には確かにオシッコを医者がなめたり
オシッコの匂いをクンクンとかいだりして
診断してました…。おおう…。

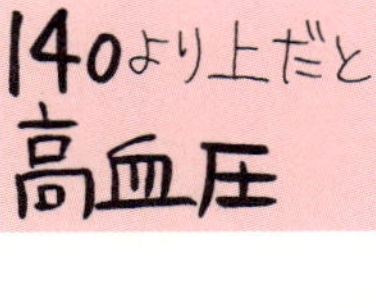
……
ニガイ
ダイジョウブ

「尿」って病名に入っているのが誤解を生みやすいというか、下ネタっぽいというか、いろんな意味でいまひとつで、この病気の本当に大切なポイントは**血液がお砂糖まみれになってる**ことです。

⇨ 血液に糖分が多すぎると、糖が腎臓のフィルターをのりこえて……

⇨ おしっこに砂糖がボロボロと漏れ出る

⇨ 尿が甘い!! ⇨ 糖尿病!!ってわけ。

▷血管にお砂糖がつまるって?

血液が**濃いめのジュース**になるって考えてみて下さい。
血管はジュースを飲むための**ストロー**です。

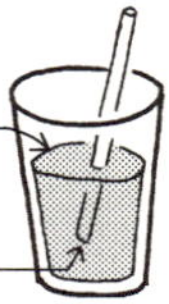

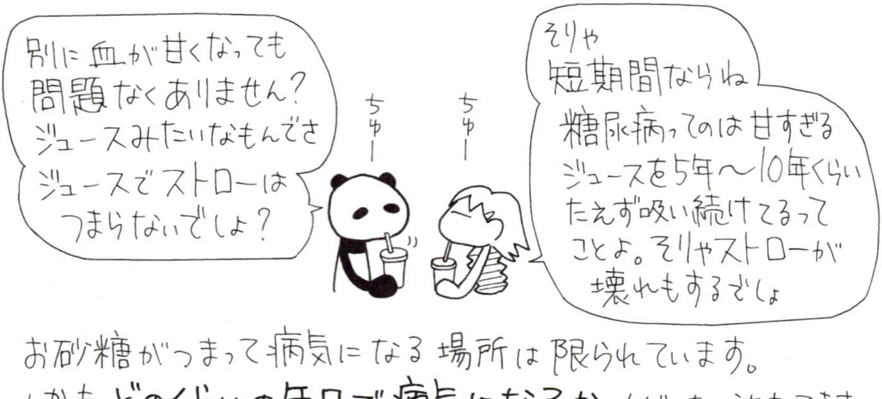
別に血が甘くなっても問題なくありません? ジュースみたいなもんでさ ジュースでストローはつまらないでしょ?
ちゅー
ちゅー
そりゃ短期間ならね
糖尿病ってのは甘すぎるジュースを5年～10年くらいたえず吸い続けてるってことよ。そりゃストローが壊れもするでしょ

お砂糖がつまって病気になる場所は限られています。
しかも**どのくらいの年月で病気になるか**もだいたい決まってます。
この**3つ**が有名です↓

(1)末梢神経 —— お砂糖まみれの血液になって だいたい5年後くらい

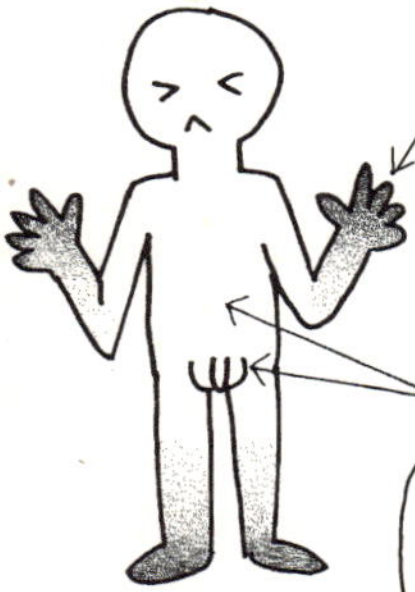
はじめは
手足の先
に出ます
次に
内臓へゆく
神経

しかも「振動を感じる神経」とか
マニアックな場所に出ます
その次に痛覚

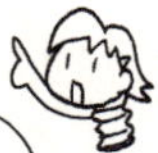

インポテンツになって
糖尿病に気がつく
パターンもあります

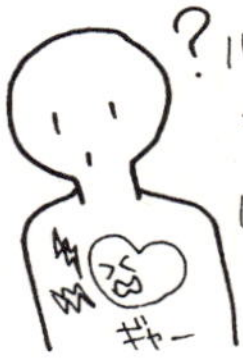
ギャー

?心臓にいく
痛覚が死ぬと
心筋梗塞おこしても
あまり痛くなかったりする
気付かなくて危険

(2)目の網《もう》膜《まく》 —— お砂糖まみれの血液になって だいたい10年後くらい

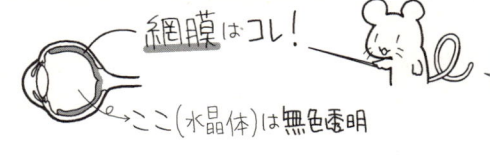

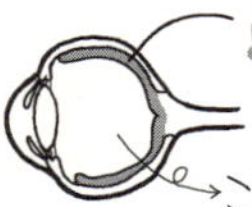
網膜はコレ!
ここ(水晶体)は無色透明

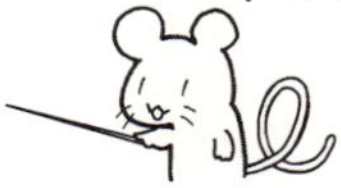

網膜ってのは目に入ったもの
すべてをうつす
スクリーンのようなものです

網膜の細い血管がやられて**パーン!!**すると
スクリーン全体が血で埋まっちゃうので
ある日突然見えなくなります。恐怖です。

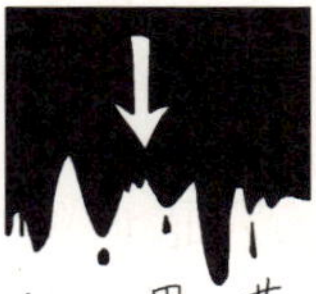

ホントに黒い幕が
おりてくるように急に
見えなくなるらしい

(3) 最後に腎臓 ── お砂糖まみれの血液になって だいたい15年後くらい

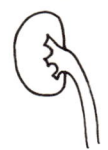

最初は**糖分多すぎ**→砂糖が少しもれるくらいですむのですが ひどくなると

おしっこを作れなくなります。

→ 腎不全

→ 体の外に捨てるべき**老廃物**を出せない

→ 体の中に尿素などの老廃物がたまっちゃう（尿毒症っていう）

& 血液中に**カリウム**がたまって（高カリウム血症）
不整脈がおこり心臓止まる

→ **死んじゃいました。昔はね。**

今は**人工透析**の導入になります。
週3回、4時間の**人工透析**に
通いましょう。

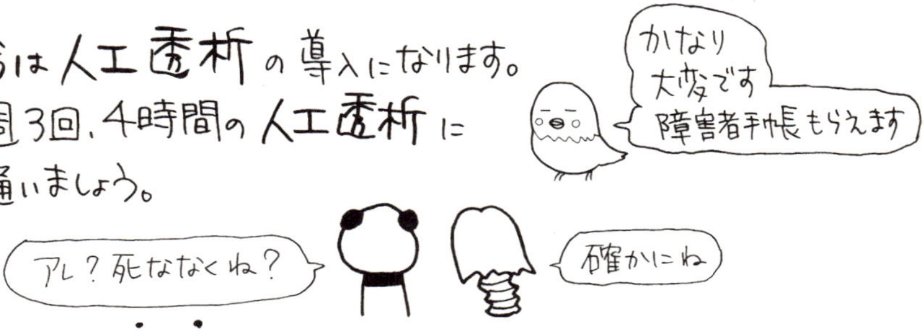
かなり
大変です
障害者手帳もらえます
アレ？死ななくね？
確かにね

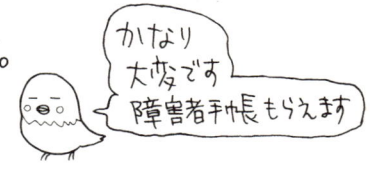

糖尿病単独で死ぬことは今現在はめったに
なくなりました。（よほどの高血糖放置や低血糖放置でもない限り）

あれ？糖尿だけじゃ死ななくね？

どちらかと言うと今は
他の病気の殺傷力を飛躍的に上げることで
人を殺します。合わせ技ですね。
麻雀で言えば「ドラ」です。

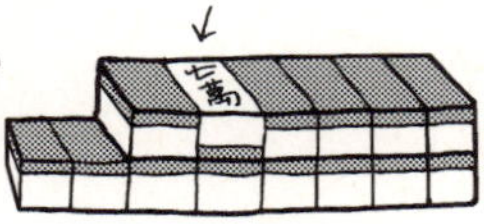
七萬

それだけで役にはなりませんが、1つでも他の役があると
ドラで役がのって**一気にハネ満**あります。

⇒ 一発ですぐに**ハコテン**になる

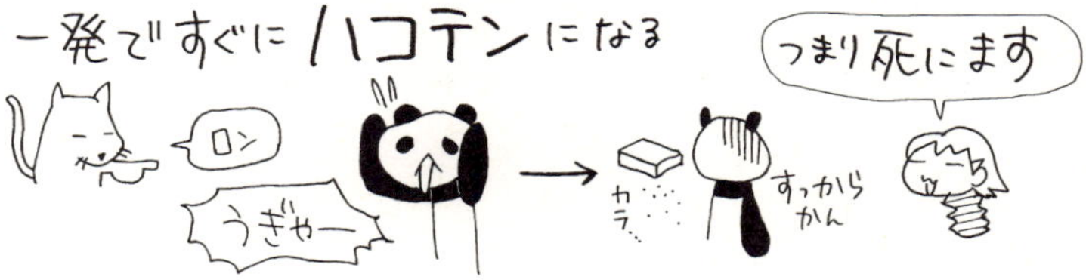
ロン
うぎゃー
カラ…
すっからかん
つまり死にます

例えば さっき あげた **(1)末梢神経障害**も……

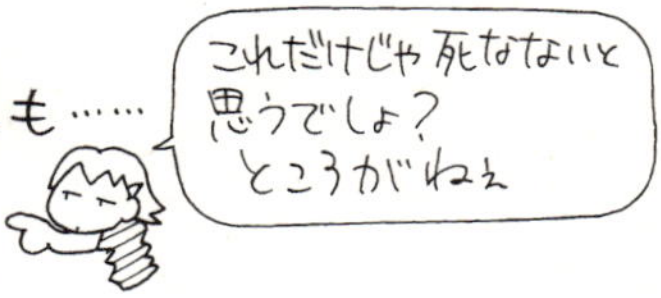
これだけじゃ死なないと
思うでしょ？
ところがねぇ

例 ① 末梢の血管がつまる

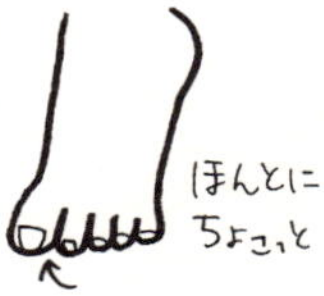
ほんとに
ちょこっと

② 末梢の**神経**が死ぬ

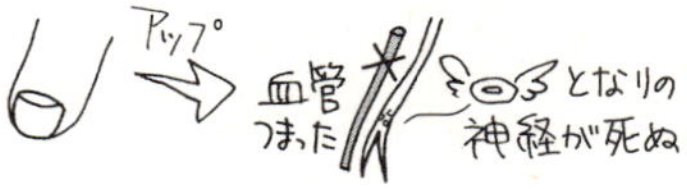
アップ
血管
つまった
となりの
神経が死ぬ

③ 手足の感覚がなおざりになって
怪我しても気付かない。
気にせず動くので**怪我も治らない**

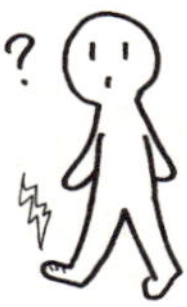
?

④ それどころか **足が腐っても気付かない!!**

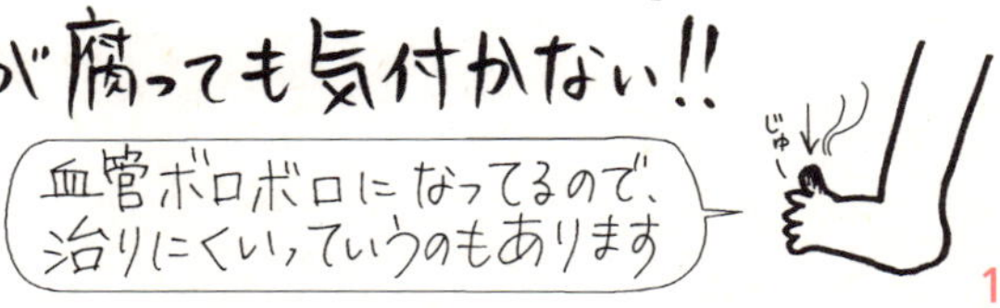
血管ボロボロになってるので、
治りにくいっていうのもあります
じゅー

5 腐っちゃうともう
どうしようもないので
足の切断
になります

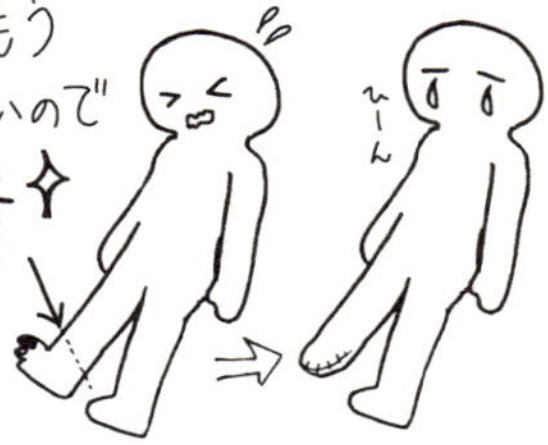
ひーん

6 切断が間に合わないと
敗血症で
死ぬ

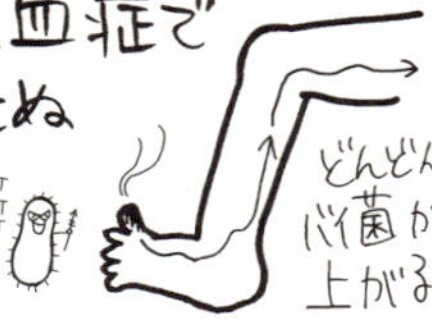
ケケケ

どんどん
バイ菌が
上がる

3 高脂血症でなぜ死ぬのか

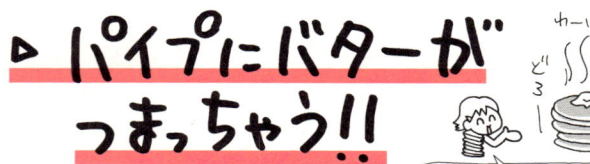

▷ パイプにバターがつまっちゃう!!

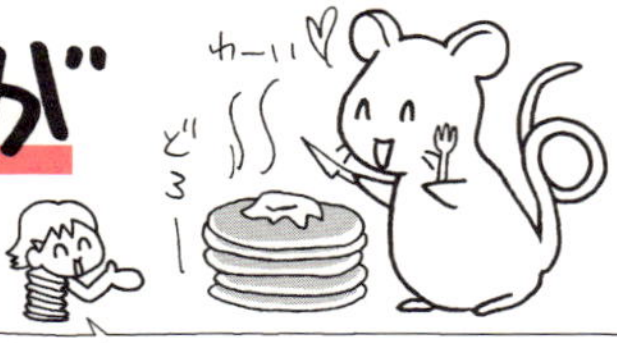
わーい
どろー

ほんとに食べたバターがつまるんじゃないよ。
バターみたいな脂肪分のかたまりってことよ。

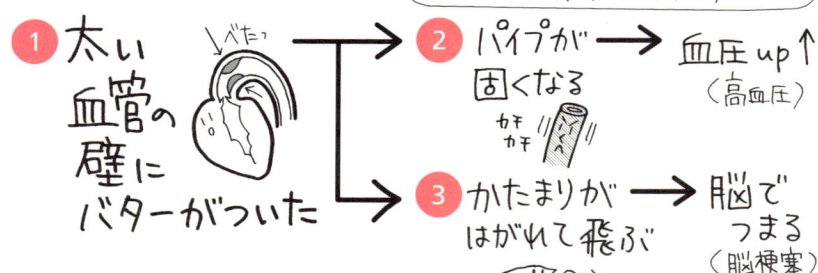

1 太い血管の壁にバターがついた

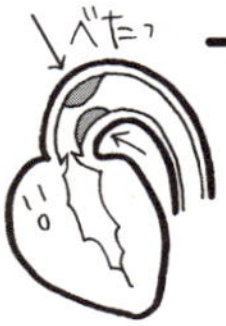
べたっ

→ 2 パイプが固くなる → 血圧up↑（高血圧）

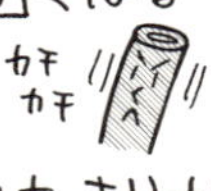
カチカチ

→ 3 かたまりがはがれて飛ぶ → 脳でつまる（脳梗塞）

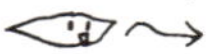

1′ 細い血管の壁にバターがついた → 2′ つまる → 3′ その先の臓器が死ぬ

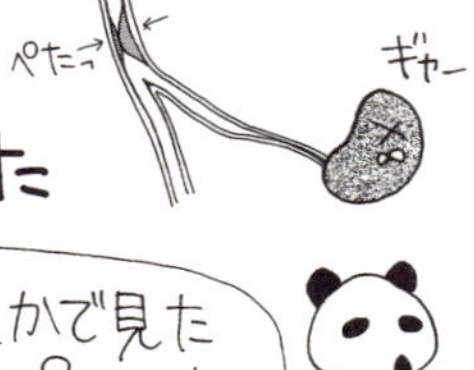
ぺたっ
ギャー

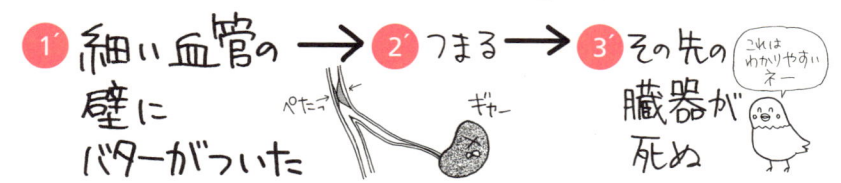

これは
わかりやすい
ネー

なんかどこかで見た
流れじゃね？つーか
まったく同じような….

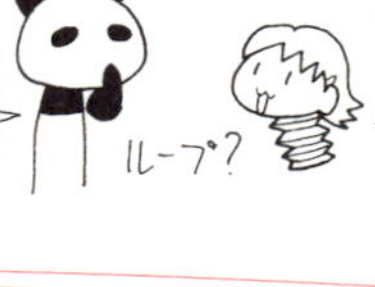
ループ？

そう。どれも
同じ流れなのよ

そう、これらの生活習慣病 1 高血圧 2 糖尿病 3 高脂血症 は

仲良しです。たいてい 仲良く一緒にやって来ます。

どれか一つを発症している場合、その病気自体が問題になるわけではなくて、40代でどれか1つにかかった

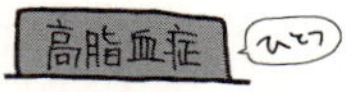
高脂血症
ひとつ

⟹ 50代でもう1つかかる

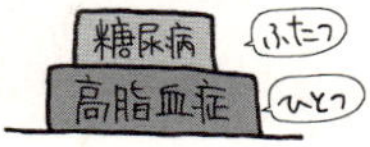
糖尿病
ふたつ
高脂血症
ひとつ

⟹ 60代でさらに1つかかる

3つまとめて
血管ピンチ!!

高血圧
みっつ
糖尿病
ふたつ
高脂血症
ひとつ

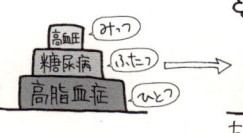

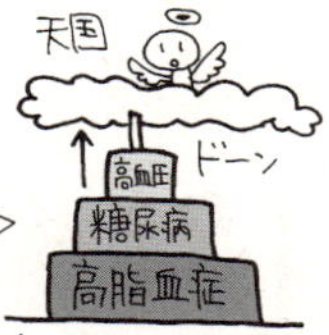
天国
ドーン
高血圧
糖尿病
高脂血症
ちょっとしたことですぐ
天国についちゃう
ちょっと暑いとかちょっと脱水とか
ちょっと入浴中に血圧上がったとか

というパターンがとても多いのだ。

合わせ技で一本になるのです。

4 痛風でなぜ死ぬのか

ん?あんま
死なねーな

実はあんまり悪いことありません。

プリン体をたくさん取る

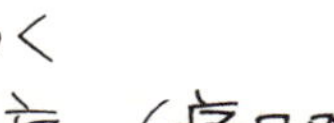
やあ
ちがうよ
プリン体はエビやカニやレバー
煮干しやビールなどに含まれます

⟹ 血液中に尿酸が多くなる

⟹ 尿酸のかたまり(結晶)ができる

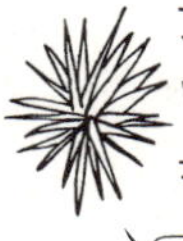
こんなの
ウニみたい
キラキラしてる
トゲトゲだから
とにかく痛い

⟹ ① 関節にくっつく
→ すげえ痛い(痛風発作)

② 尿管でつまる → すげえ痛い(尿管結石)

この2つだけ気を付けましょう

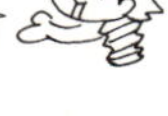

健診でひっかかっちゃった

おやおや、そりゃ心配ですね。

基準値と言われる数字はコレ⇩です。

これに上下どちらかだけでもひっかかると、機械的に健診でひっかけられます。

でもねえ……。

高血圧

至適血圧　＜120　かつ　＜80
正常血圧　＜130　かつ　＜85
正常高値血圧　130〜139　または　85〜89

ここが一般的にいう高血圧
Ⅰ度高血圧　140〜159　または　90〜99
Ⅱ度高血圧　160〜179　または　100〜109
Ⅲ度高血圧　≧180　または　≧110

（孤立性）収縮期高血圧　≧140　かつ　＜90

（日本高血圧学会「高血圧治療ガイドライン2009」より）

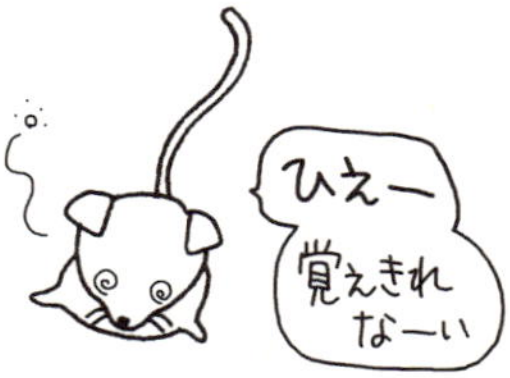

糖尿病

1) 空腹時血糖126mg/dl以上
2) 75gのブドウ糖を飲み2時間後の血糖200mg/dl以上
3) 随時血糖200mg/dl以上
4) HbA1c6.5％以上

⇒　1)〜4)のいずれかが確認されれば「糖尿病型」と判定。
※1)〜3)のいずれかと,4)が同時に確認された場合は糖尿病と診断していい
※血糖値が1)か3)を満たし、かつ口渇や多飲、多尿など糖尿病の典型症状や糖尿病性網膜症がみられる場合も糖尿病と診断していい

5) 空腹時血糖110mg/dl未満
6) 75gのブドウ糖を飲み2時間後の血糖140mg/dl未満

⇒　5)、6)を同時に満たせば「正常型」と判定。
⇒　「糖尿病型」「正常型」どちらにも該当しない場合は「境界型」として後日再度判定を行う。

（日本糖尿病学会「糖尿病治療ガイド2012」より）……つーかめんどくさすぎる。覚えないでいいです。

高脂血症

高LDLコレステロール血症 ＝ LDLコレステロール値が140mg/dl以上
低HDLコレステロール血症 ＝ HDLコレステロール値が40mg/dl未満
高トリグリセライド血症（高中性脂肪血症）
＝トリグリセライド値が150mg/dl以上

（「動脈硬化性疾患予防ガイドライン 2012年版」より）

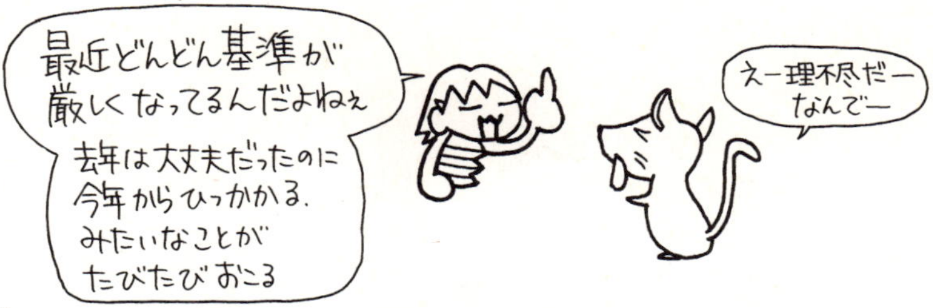
最近どんどん基準が厳しくなってるんだよねぇ
去年は大丈夫だったのに今年からひっかかる、みたいなことがたびたびおこる
えー理不尽だーなんでー

基準が厳しくなってる理由

(1) 生活習慣病は急になるもんじゃなく、**10年殺し**
若い頃からの**教育**が大切!!

(2) なるべく早く**自覚**させて**摂生**させたい

(3) 結果的に**医療費を減らしたい!!** ……って

厚生労働省のお役人さんは考えているわけです。それ自体は正しい。

さらに (4) より多くの人が ~~病気でもないのに~~ 病院に来てくれるよ!!
やった!! **お医者さんにとってもばんばんざい!!**
医者も厚労省も製薬会社も
WIN-WIN-WINだ!!やったね!!

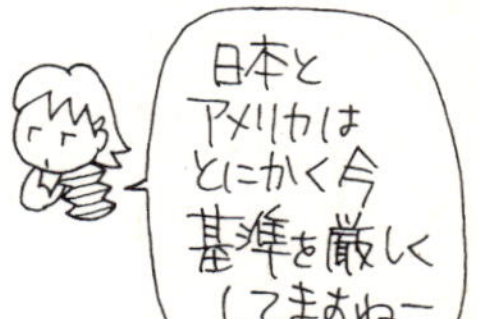
日本とアメリカはとにかく今基準を厳しくしてますねー

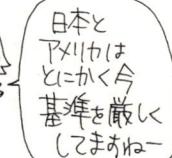

でも……基準が厳しすぎると

マイナス(1) 目標が高くなりすぎて実現しにくい
→かえって本物の生活習慣病の人のやる気をそぐ

マイナス(2) ヨーロッパでは「前高血圧の人が高血圧になるリスクが高いとは限らない」と言われている。
高脂血症も、コレステロールが高いからといって実は死亡率が高いとは限らない。

むしろコレステロールを
薬で下げた人達の方が
寿命が短いなんていう
データもある。

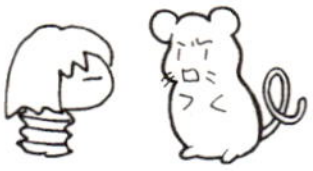

つまり 厳しくしすぎたせいで **放っといていい正常の人まで**
病人扱いしちゃう 可能性がある わけ。

マイナス(3) そうやって 「**病気の人**」が増える

→ 薬が売れる。本当は必要ないかもしれないお薬も
たくさん処方されることになるよ!!

→ 製薬会社はうはうはじゃあ——っ!!…… じゃなくって.
むしろ医療費がかさんで
困るんじゃあ。

日本は 国民皆保険だから
7割は税金なのよ

ねじ子は **厳しくすりゃあいいってもんじゃない**と思うんだよね。
現実的な目標を設定しましょう。

もちろん啓蒙は大切だけど、今の基準じゃあ
一億三千万総高血圧王国で
一億三千万総糖尿病王国で
一億三千万総高脂血症王国で
一億三千万総ダイエット王国だよー。
40歳以上の人がみんなひっかかっちゃう——
厳しすぎて逆効果なんじゃって思うよ——

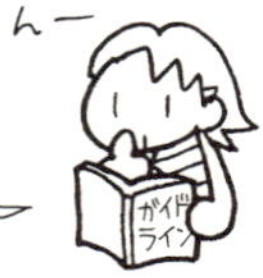

●腹囲（へそ周り）
男性　85cm以上
女性　90cm以上

●脂質異常
中性脂肪 150mg/dl以上
HDLコレステロール 40mg/dl未満
のいずれかまたは両方

●血圧
最高（収縮期）血圧 130mmHg以上
最低（拡張期）血圧 85mmHg以上
のいずれかまたは両方

●血糖
空腹時血糖値 110mg/dl以上

腹囲プラス、残りの3項目中2項目が
あてはまるとメタボリックシンドローム

さらに こんな 日本独自の基準も……→

メタボリックシンドローム すでにデブの隠語!!

リアリティのある目標設定を!!

生活習慣を変えることで、
生活習慣病は **けっこうはっきり改善します。**
こんなに努力がむくわれる病気は他にありません。
やりがいあるよ――!がんばろう!!

食事 エネルギーのin
と
運動 エネルギーのout

どんな運動がいいの?とか
どんな食事がいいの?とか
いろいろ言われますが
答えは「わりとなんでもいい」
です。

大事なのは、生活習慣病というのはゆっくりとした攻撃なので、
ゆっくりとした防御で対抗しなければいけないということ。
急な運動や急なダイエットは体にとって負担なだけです。

生活習慣病の予防には日々の意識が大事!!

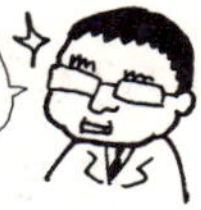

と お偉いさんは言いますが、
…うーんそれって大変だよ。

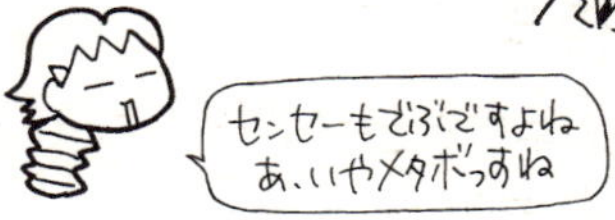
センセーもでぶですよね
あ、いやメタボっすね

日々の意識を維持するよりも

(食事) ◎ 大盛無料じゃないお店に行く
◎ 自分のお茶碗のサイズを小さいものにする
◎ お菓子を買いおきしない　などなど…
(運動) ◎ 昼ごはんは遠くのお店に行くと決める
◎ 朝一駅ぶん歩いて交通費を浮かす

◎有名なマラソンの大会に申し込んじゃう
◎スポーツの習い事をする

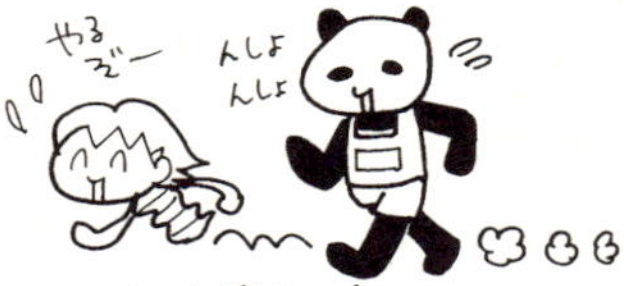
やるぞー
んしょ
んしょ

「意識」じゃなくて「行動」をルール化しましょう。

「自分で走るからいいよ…」「市民プールで泳いだ方が安いし……」
それが続けられるくらい精神力のある人はもともと太らんよ!!

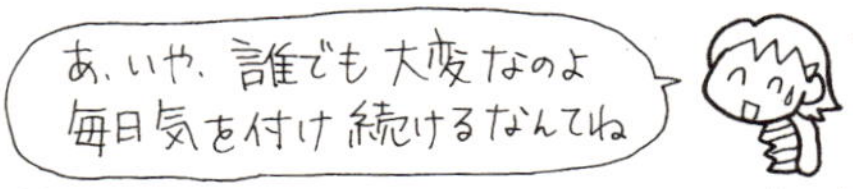
あ、いや、誰でも大変なのよ
毎日気を付け続けるなんてね

だからこそ、意識しなくても「意識したのと同じ行動になるようなシステム」を作るのだ。

スポーツクラブにわざわざお金を払うのもそういう意味だよね。

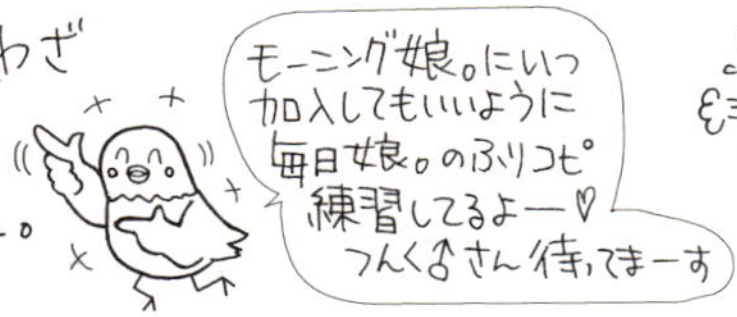
モーニング娘。にいつ加入してもいいように毎日娘。のふりコピ練習してるよー♡
つんく♂さん待ってまーす

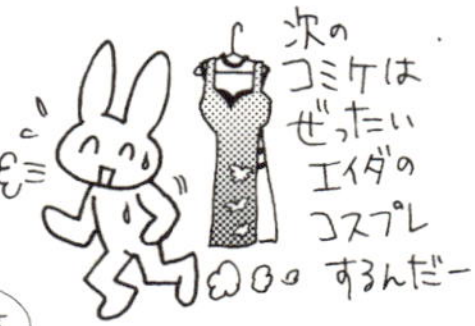
次のコミケはぜったいエイダのコスプレするんだー

その他の生活習慣 特に たばこ

あらゆる病気の源です。若いうちはもともとが元気なのでたばこを吸ってもはっきり変化は出ませんが、まぁ簡単に言うと**早く老化します。**たばこを吸いながら、他のなんらかの健康法をするのって、大木を流しながら小枝を集めるようなものです。
たばこを吸いたいのならもう**いさぎよく健康自体をあきらめましょう。**ちなみに糖尿病+喫煙のコンボはドラだけで「**数え役満**」です。
役がついたらあなたの人生はハコテンになることでしょう。まぁ肺癌になってもたばこ止めない患者さんもいるよネ

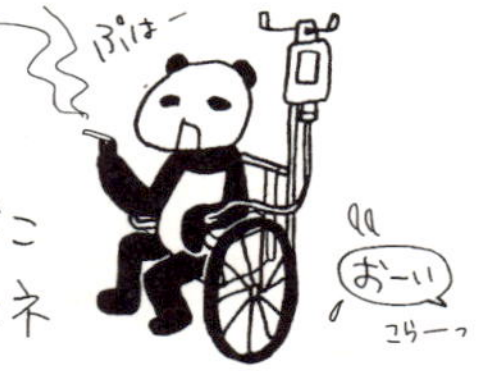
ぷはー
おーい
こらーっ

体重 BMIという数字を出してみましょう

BMI＝体重÷身長÷身長
(kg)　(m《メートル》)　(m《メートル》)

例　体重60kg 身長160cmだったら、
60÷1.6÷1.6＝23.4375 → これがBMI

そして**BMI＝22**が理想です。22が一番寿命が長いと言われています。やせすぎも太りすぎもダメ。

さっきの例　身長160cmだから、BMI＝22の理想の体重は
（理想の体重）÷1.6÷1.6＝22 つまり
（理想の体重）＝22×1.6×1.6＝56.32kg → これが理想。

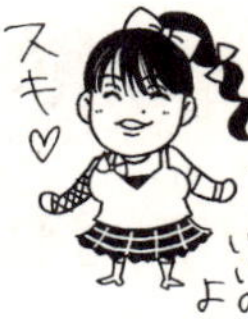
スキ♡
ズッキくらいがちょうどいいのよ♡

日本の今のファッション業界の基準で言えば
ちょいポチャくらいが一番の健康体なのです。

いわゆるファッションモデルの人達は医学的には「やせすぎ」です。決して健康によくありません。
「まちがった美の認識を女性たちにうえつけて、拒食症患者を増やすおそれがある」として
イタリアとスペインではBMI＝18以下のモデルを出演禁止にしています。拒食症で死ぬモデルさんも多いしね。

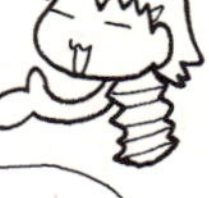
みんなだまされちゃダメだよー

生活習慣病のまとめ

日本は狭い島国です。とれる作物も少ない。
有史以来、飢えに強いDNAを持つ人たちが
生き残って来ました。江戸時代までは。
しかし!! 将来的には、今後の日本で生き残るのは
油や砂糖やバターに
強い人たちになっていくのではないでしょーか。

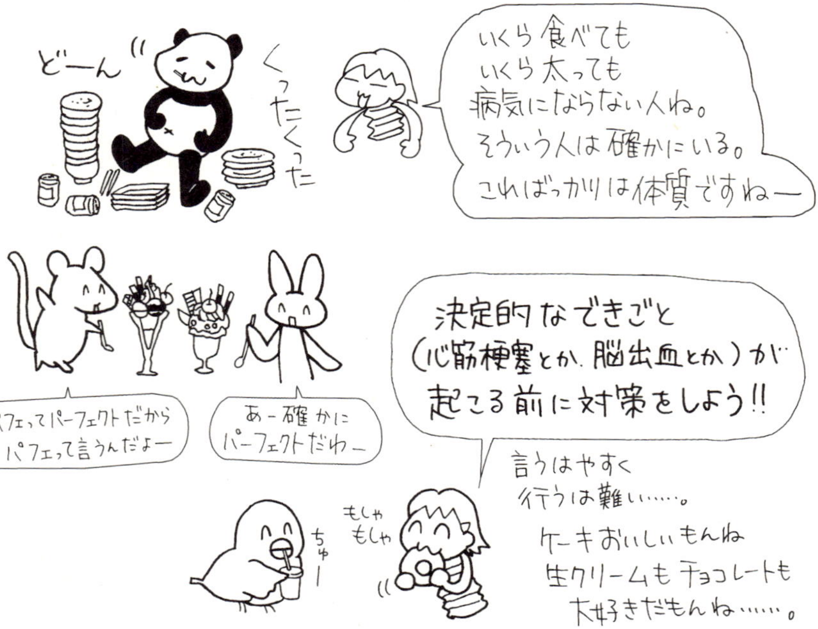
どーん
くったくった
いくら食べても
いくら太っても
病気にならない人ね。
そういう人は確かにいる。
こればっかりは体質ですねー
パフェってパーフェクトだから
パフェって言うんだよー
あー確かに
パーフェクトだわー
決定的なできごと
（心筋梗塞とか、脳出血とか）が
起こる前に対策をしよう!!
言うはやすく
行うは難い……。
もしゃもしゃ
ちゅー
ケーキおいしいもんね
生クリームもチョコレートも
大好きだもんね……。

Column

生活習慣病は“生活習慣”のせいとは限らない

ここまで読んだ皆さんならもうお分かりでしょうが、「生活習慣病」という名前の病気はありません。医療費を削減するために、おっと違った国民の健康を守るために、行政が率先して作り出した概念です。

もともとは、高血圧や糖尿病などは「成人病」と呼ばれていました。「成人病」という言葉も厚生省（現：厚生労働省）が1955年頃から使いだしたものです。40歳以上から徐々に増え始める脳血管障害・悪性腫瘍・心疾患・糖尿病・痛風などの慢性疾患をひっくるめて「成人病」と命名しました。

そもそも成人ってのは20歳以上のことなのに実際の発症は40歳以降が多いこと、ペットボトル飲料をたえず飲んでいる肥満の子どもが糖尿病になるケースが増加したこと、加齢による避けられない変化ではなく、生活習慣によって改善できる病気であることなどから、名称見直しの動きが出てきました。そして1997年頃に、厚生省は「成人病」を「生活習慣病」と名前を変え、あわせて啓発のキャンペーンをはりました。「生活習慣病は加齢による避けられない変化ではない！　生活習慣によって予防・改善できるんだ！！」というものです。

結果、高血圧・糖尿病・高脂血症は非常に有名な病気になり、生活習慣改善の意識は一気に高まりました。とてもいいことです。でも、生活習慣病という名称が有名になったせいで「すべての生活習慣病は生活習慣のせいで起こる」というイメージも生まれてしまいました。これは誤解です。

たとえば、何らかのきっかけでインシュリンを作っている細胞を自分の免疫が攻撃することによって、突然糖尿病を発症してしまうことがあります。「1型糖尿病」と言われる病気で、小児にもよく発生します（私がこれまでこの本で説明してきた糖尿病は、正確には「2型糖尿病」と呼ばれるやつです）。妊娠をきっかけにして糖尿病を発症してしまうこともあり、これを「妊娠糖尿病」といいます。生まれつきコレステロールの値が非常に高くなってしまう「家族性高コレステロール血症」という病気もあります。

これらの病気を「生活習慣病なんだから、不摂生だったんでしょ。自業自得」というようなイメージで語るのは間違っていますし、あまりに気の毒です。生活習慣がすごくよくても、年齢が若くても、高血圧や糖尿病や高脂血症になってしまうことはあるのです。誤解なきようにお願いします。

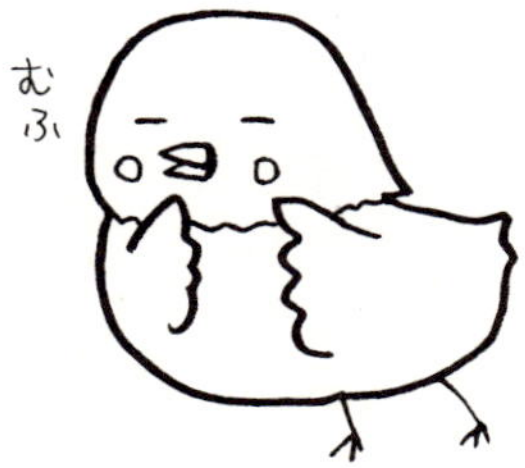

終わりに。

私は昔、なぜ人がガンで死ぬのかずっと
不思議だった。医学部に受かって、
医学生になって、6年間医学を勉強しても、
それはわからなかった。
　なぜ、人はガンで死ぬのか。
　なぜ、ガンで死なない人もいるのか。
「ガンが見付かって、治療して、それでもガンで
死んでいく人を一人診ないと、それは
わからないよ」と、その時医学部で
授業をしていた偉い先生に言われた。
……わたしにはさっぱりわからなかった。
しかし、それはその通りだった。
元気そのものだった人にガンが見付かって、
いろいろ治療して、でもダメで、
元気そのものだったのにいつのまにか弱って、
ガンで死んでゆく人を、一人この目で見ることで

私は、「なぜガンで人は死んでいくのか」、
突きつめれば
「なぜ人は病気で死んでゆくのか」を
突然に急速に理解した。

これだけ医学が進歩しても、
どれだけ医学が発展しても、
人は死んでいく。
ガンの治療法も、インフルエンザの治療法も
「見付かった」と言われ続けているのに、
ガンでもインフルエンザでも人は死ぬ。
それが不思議だった。

現代は、人が病院の中で死んでいく
時代だ。家では死なない。
街中では死なない。

「死体」は、どこにもない。
インターネットの画像でしか、見ることが

できない。「病気」や「死」は病院の
コンクリートの中に閉じ込められ、世の中は
まるで病いも死もないかのように、明るく
華やかで若々しいもので埋めつくされている。
でも、「死」はなくなったわけじゃない。
ある日突然、自分や家族の目の前に、
「病気」や「死」が突きつけられる。
それはかえって恐ろしいことだと私は
思う。私は子供の頃から もっときちんと
知りたい、と思っていた。
だからこそ、この本を書きました。
人がなぜ病気になり、時によって
不幸にも命を落としてしまうのか。
わかりやすくかつ面白く書けていたら
いいなあと思います。

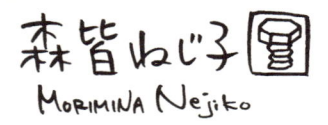

森皆ねじ子
MORIMINA Nejiko

参考文献

『Disease—人類を襲った30の病魔』医学書院
『フシギな寄生虫』日本実業出版社
『病院で死ぬということ』文藝春秋
『医者が癌にかかったとき』文藝春秋
『医者が末期がん患者になってわかったこと』中経出版
『司馬遼太郎　全講演[4]』朝日新聞社

総合わかりやすさプロデューサー

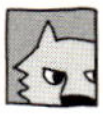

大上丈彦
（メダカカレッジ）

BGM

倉橋ヨエコ『終楽章 コンプリート・ベスト2000～2008』
「リズム天国ゴールド」より『ドキッ！こういうのが恋なの？ 』
Berryz工房『1億3千万総ダイエット王国』『愛はいつも君の中に』
『普通、アイドル10年やってらんないでしょ!?』

Special Thanks

校正の梵天ゆとり先生（メダカカレッジ）、大谷俊介先生、アシスタントの谷部くん、コミックマーケットで売り子をやってくださった早田くんと甲野くんと鈴木くん、コミックマーケットで本を買ってくださった皆さん。誰よりも「主婦と生活社」編集の飯田祐士さん、ずっと我々を見守ってくださって本当にありがとうございました。
デザイナーの金井久幸さん（TwoThree）、三省堂書店神保町本店でいつもねじ子を推してくださった西條暁史さん、このたびはご栄転おめでとうございます。野田みねさん、石井純子さん、その他各所の編集の皆さま、松本救助先生、コミックマーケットのスタッフの皆さん、オンデマンド印刷も美しかった金沢印刷さん、NEW YORKER'S Cafe、藤田紘一郎先生、司馬遼太郎先生、ヴァージニア・ウルフ、シモーヌ・ド・ボーヴォワール、毎週『銀魂』が読めるから私は次の月曜日まで生きていける、『ポケットモンスター オメガルビー・アルファサファイア』の発売が楽しみで心が踊る、Berryz工房だいすき、ベリヲタでよかった、本当によかった、ハロプロ大好き、「また次の世でも会えるかな　切ないよ」なんてがん患者さんに言われたら、私はどう答えていいのかわからないよ。はたしてこの本はその答えになりえたでしょうか？

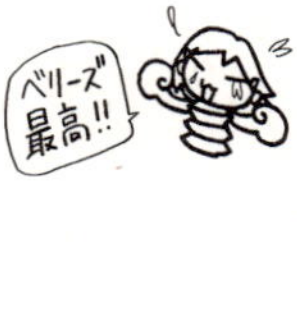

[筆者紹介]

森皆ねじ子

Morimina Nejiko

幼少の頃よりヒマさえあればマンガを描いて過ごす。大学医学部に進学後、ブラックジャックになるよりもむしろ手塚治虫先生本人に憧れ、イラストレーターとしての活動を開始。卒業後、医師として病院勤務をしつつ、医学生向け月刊誌でマンガとコラムを執筆。2007年、看護師向けフリーペーパーで「ねじ子のヒミツ手技」の連載を開始し、その単行本がベストセラーになる。著書は医学看護書籍を中心に『ねじ子のヒミツ手技 シリーズ』(SMS)、『ねじ子のぐっとくる体のみかた』(医学書院)など多数。キミ・ライコネンとポケモンとハロープロジェクトをこよなく愛する医師兼マンガ家。

ねじ子の医療絵図

人が病気で死ぬワケを考えてみた

著　者　森皆ねじ子
発行人　黒川裕二
印刷所　大日本印刷株式会社
製本所　株式会社若林製本工場
発行所　株式会社主婦と生活社
〒104-8357
東京都中央区京橋3-5-7
TEL.03-3563-5121(販売部)
TEL.03-3563-5058(編集部)
TEL.03-3563-5125(生産部)

ISBN 978-4-391-14041-5

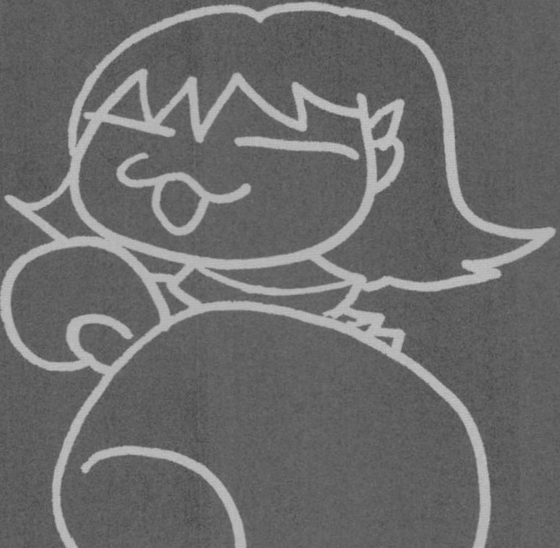